常见病名医解惑丛书·西苑医院系列

名医解惑
阳 痿

唐旭东　总主编
郭　军　吴天浪　主　编

中国科学技术出版社
·北　京·

图书在版编目（CIP）数据

名医解惑　阳痿 / 郭军，吴天浪主编 . —北京：中国科学技术出版社，2016.1（2024.3 重印）

（常见病名医解惑丛书 . 西苑医院系列）

ISBN 978-7-5046-6901-8

I. ①名… II. ①郭… ②吴… III. ①阳痿—防治 IV. ① R698

中国版本图书馆 CIP 数据核字（2015）第 242366 号

策划编辑	张　楠	
责任编辑	张　楠	
责任校对	杨京华	
责任印制	徐　飞	
装帧设计	中文天地	

出　　版	中国科学技术出版社	
发　　行	中国科学技术出版社有限公司发行部	
地　　址	北京市海淀区中关村南大街16号	
邮　　编	100081	
发行电话	010-62173865	
传　　真	010-62173081	
网　　址	http://www.cspbooks.com.cn	

开　　本	787mm×1092mm　1/16	
字　　数	84千字	
印　　张	6.25	
版　　次	2016年3月第1版	
印　　次	2024年3月第2次印刷	
印　　刷	北京长宁印刷有限公司	
书　　号	ISBN 978-7-5046-6901-8 / R·1856	
定　　价	25.00元	

常见病名医解惑丛书·西苑医院系列

总编委会

总 主 编　唐旭东

副总主编　史大卓　徐凤芹　袁敬柏

编　　委（以姓氏笔画为序）

李培红　吴　煜　余仁欢　陈志伟　姚春海

郭　军　童文新

总　序

中国中医科学院西苑医院专病门诊由来已久。专病门诊的设立帮助患者减少就医的盲目性，帮助中青年医生稳定临床方向、提高临床疗效。通过专病门诊的建设，一批中青年名医脱颖而出，成为临床有疗效、患者能信任的专家群体。他们在专病门诊悉心解答患者疑惑，讲解中医科普知识，指导患者形成正确的疾病观、治疗观，使其配合医生积极治疗，获得了患者的广泛欢迎和赞誉。

《常见病名医解惑丛书》的作者均来自于西苑医院中青年名中医为主的专家群体，他们将专病门诊中需要患者掌握的疾病防治知识、注意事项、治病小窍门等整理成册，简明扼要，精练适用，凝聚了专家的心血以及宝贵医患沟通与健康教育的经验。建议读者阅读时，不必拘泥于从头至尾的顺序阅读，可以根据自己的兴趣与需要，选择相关内容先后阅读，必要时做些笔记，使自己也成为慢病防治的行家里手。

本丛书的出版得到中国中医科学院西苑医院和中国科学技术出版社的大力支持。西苑医院唐旭东院长始终如一关心专科门诊的建设与中青年医师的成长，亲任丛书总主编；西苑医院医务处的杜佳楠、杨怡坤等多位同志也为本书的出版做出了贡献。中国科学技术出版社张楠编审及其他编辑悉心指导专家撰写科普著作，不厌其烦地进行修改润色，使本丛书得以顺利出版发行。

由于本丛书作者众多，科普著作之撰写比专业著作更难、要求更高，在措辞、语言通俗性方面难免会有不足。医学发展日新月异，本丛书的编写是专家在繁忙的临床、科研、教学工作之余完成，历时 3 年有余，数易其稿，疏落之处仍属难免，敬请广大读者提出宝贵意见以利今后改进提高。

中国中医科学院西苑医院

2015年7月18日

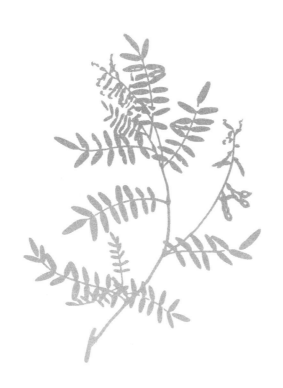

前　言

阳痿，是一个古老而又新鲜的疾病。说古老，是因为早在两千多年前《黄帝内经》就对阳痿的发病机制进行了精辟的阐述；说新鲜，是由于受传统伦理观念的束缚，现今社会还一直是"谈性色变"，更何况是"阳痿"这种严重关乎男性尊严的疾病。随着社会的发展，生活节奏日趋加快，生活压力逐步增大，加之饮食生活习惯的改变以及环境污染日益严重等多种因素的影响，阳痿"越来越频繁"地出现在人们的生活中，而此刻男性同胞们仍因其是"难以启齿的小问题"不能坦荡地面对和就医，反倒求助于网络甚或私下流传的"小广告"，然而这类"知识"的商业性质浓厚，其准确性着实令人堪忧。一些夸张的宣传，使许多患者心生恐惧，身心受到伤害。作为一名男科医师，让患者对阳痿有个正确的认识，是我们医生义不容辞的责任。

本书针对阳痿患者最关心的问题，采用谈话的方式向读者介绍阳痿的相关知识。本书内容共分为七章，所述问题均为患者最关心、最常见、最具代表性的。本书对如何认识阳痿以及阳痿疾病的病因、诊断、中医疗法、西医疗法、饮食疗法和预防措施均做了详尽的解说。古人云"三分治疗，七分调养"，本书在强调医学治疗的同时，更强调患者从心理、饮食、生活方式等方面对自身疾病的综合调理。

本书内容精炼，通俗易懂，循序渐进，每部分皆独立完整，贴近生活实际，内容全面丰富，适合广大患者及家属阅读，也可供男科工作者参考。由于时间仓促及水平有限，书中纰漏之处在所难免，请读者多提宝贵意见。

中国中医科学院西苑医院　郭　军
成都中医药大学附属医院　吴天浪
2014年12月

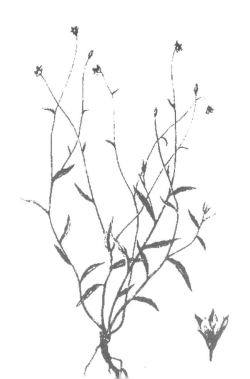

目 录

第五章　器质性阳痿的治疗措施

第六章　阳痿合并早泄的治疗措施

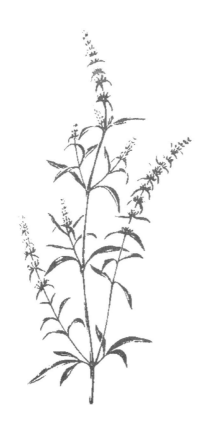

请为健康预留15分钟

引言 通过阅读本书，您将全面系统地了解勃起功能障碍（俗称阳痿，英文简称ED）的预防、保健及治疗知识。在享受专家指导的同时，做好"后方"供给，不再为"起不来"而烦恼，做自己的性保健专家，打赢"性福"保卫战，成为性福快乐的男人。

1 何种情况下才能准确评估自己的勃起功能

勃起功能障碍是一种非常常见的男性疾病，大部分患者及性伴侣由于对男性勃起功能障碍缺乏科学的认识和正确的性知识指导，常常选择回避态度，在失去"性福"的同时，也产生了强烈的失落感，使得夫妻感情生活质量下降，严重影响身心健康。也有很多人在不合理情况下"判断"自身，以为自己患有阳痿。那么，什么条件下才能正确判断勃起功能呢？

（1）首先要明确，勃起功能障碍是指在有性刺激和性欲情况下，阴茎勃起不坚硬，勃起时间短，很快萎软，而不能进行性生活。

（2）这种性刺激必须是来自于配偶的充分性刺激。

（3）应该以是否能完成性交来判断。

（4）必须经过婚后夫妇间至少 2 ~ 3 个月的磨合，有了性生活的实践经验再做评估。

（5）任何婚外性行为都会给判断带来偏差。

倘若偏离了以上原则，很容易出现自我判断误区，给自己带上阳痿的枷锁而一蹶不振。

 勃起功能障碍患者自测表

勃起功能障碍（ED）患者可以采用表 1 所示的勃起功能障碍国际指数（IIEF-5）问卷调查表进行自我评估，从而了解自身 6 个月以来的勃起功能情况。患者可以采用症状评分对自己的病情进行监测，分值越低，阴茎的勃起功能越差：≥ 22 分为勃起功能正常；轻度 ED，12 ~ 21 分；中度 ED，8 ~ 11 分；重度 ED，≤ 7 分。

表 1　勃起功能障碍国际指数（IIEF-5）问卷调查表

	0	1	2	3	4	5
1. 对阴茎勃起及维持勃起信心如何？		很低	低	中等	高	很高
2. 受到性刺激后有多少次阴茎能坚挺地进入阴道？	无性活动	几乎没有或完全没有	只有几次	有时或大约一半时候	大多数时候	几乎每次或每次
3. 阴茎进入阴道后有多少次能维持阴茎勃起？	没有尝试性交	几乎没有或完全没有	只有几次	有时或大约一半时候	大多数时候	几乎每次或每次
4. 性交时保持阴茎勃起至性交完毕有多大困难？	没有尝试性交	非常困难	很困难	有困难	有点困难	不困难
5. 尝试性交有多少时候感到满足？	没有尝试性交	几乎没有或完全没有	只有几次	有时或大约一半时候	大多数时候	几乎每次或每次

3 本书使用方法

建议您在时间允许的情况下，循序渐进，全面系统地学习本书的内容，从而全面了解阴茎勃起的相关知识，避免片面了解造成困惑或错误理解本书内容。若是您时间紧迫，可以先根据自己的实际情况选择自己感兴趣的章节（表 2）进行学习。

表 2 本书导读

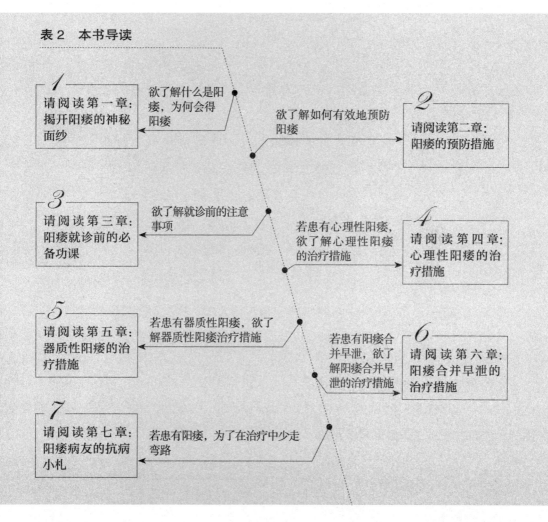

1 请阅读第一章：揭开阳痿的神秘面纱

欲了解什么是阳痿，为何会得阳痿

欲了解如何有效地预防阳痿

2 请阅读第二章：阳痿的预防措施

3 请阅读第三章：阳痿就诊前的必备功课

欲了解就诊前的注意事项

若患有心理性阳痿，欲了解心理性阳痿的治疗措施

4 请阅读第四章：心理性阳痿的治疗措施

5 请阅读第五章：器质性阳痿的治疗措施

若患有器质性阳痿，欲了解器质性阳痿治疗措施

若患有阳痿合并早泄，欲了解阳痿合并早泄的治疗措施

6 请阅读第六章：阳痿合并早泄的治疗措施

7 请阅读第七章：阳痿病友的抗病小札

若患有阳痿，为了在治疗中少走弯路

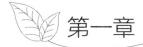

第一章

揭开阳痿的神秘面纱

引言　　阳痿，对于很多人来说是一个熟悉而又陌生的名词。熟悉是因为大多数人经常在传媒广告或日常交流中听到这个词，知道这是一种能够让男子汉"威风扫地"的疾病，会伤害到男人的自尊，让男人在女人面前抬不起头，严重影响患者的生活质量、破坏伴侣间的关系并威胁家庭的稳定；陌生则是大多数人并不清楚从医学的角度如何判断它，是"真阳痿"还是"假阳痿"，以及得了阳痿该怎么办。

1 阳痿到底是怎么一回事？

在临床上，这个问题经常要被阳痿患者问到。那么，阳痿到底是怎么一回事儿呢？

想要弄明白这个问题，必须先了解一下阴茎是怎么勃起的。阴茎勃起的具体机制和过程比较复杂，简单明了地说就是当受到各种性刺激后，阴茎内动脉扩张，大量血液快速充满阴茎海绵体使阴茎勃起，勃起后的阴茎海绵体把阴茎回流的静脉紧紧压向阴茎白膜，血液进多出少，甚至只进不出，以维持阴茎勃起。

弄明白了阴茎是怎样勃起的，阳痿到底是怎么一回事儿就容易解释了。阳痿是因为心理的、全身的、局部的或者三者综合因素导致阴茎的血流出现了三种病态情况：①动脉供血不足；②静脉回流增多；③动脉供血不足和静脉回流增多并存。

临床上，为了便于患者理解阳痿，可以做一个形象的比喻，阴茎勃起就跟水库装水一样，有上游的供水河流（动脉），有泄洪通道和闸门（静脉），上游河流供水充足及闸门关闭良好，水库就容易储满（阴茎良好勃起）。如果上游河流供水不足，或者闸门坏了，或者二者并存，那么，水库就很难储满（阴茎勃起不良）。临床上，通过阴茎注射血管活性药物后做阴茎彩色多普勒，就能检查出阴茎血流的具体情况，通过此检查可判断病情轻重及预后好坏。

另外需要指出的是，许多男性有这样的情况：射精时，精液是从尿道里"滑或流"出来的，不是射出来的，且没有明显的快感，但阴茎的勃起和性交时间均无异常，这是不是所谓的"阳痿"呢？其实临床上对其有专门的归纳，称为"射精无力"，指男性在射精时精液从尿道口流出而非射出或射出距离比正常人短（正常男性射精距离为 30 ～ 50 厘米）。导致这种现象的原因很多，如患有精囊炎、前列腺炎、尿道炎等，或是身体过于疲劳，又或是射精的肌群出现萎缩等。据调查，我国约 30% 男性出现不同程度的射精无力，临床上这并不是一种病，只是一种临床症状，所以出现射精无力的男性朋友千万不要给自己扣上"阳痿"的大帽子。

 哪些情况的"阳痿"是"假阳痿"？

（1）将几次性交失败当作阳痿 这种情况多见于"性爱新手"。新婚伊始,过于兴奋、劳累,甚至酒醉;或因新婚阶段夫妇之间配合不好,引起一时勃起功能不佳;或在劳累、心情不好等情况下行事,偶尔失败几次。这些都不是什么大事,不能认为就是患了阳痿。如果性交失败率超过 50% 时才考虑可能为阳痿。

（2）**把不能引起女方情欲高潮及快感视为阳痿** 这些患者常常对自己要求太高。其实只要男方阴茎能勃起插入女方的阴道,并能顺利通过性交动作完成射精及达到情欲高潮,即使女方无性快感出现,亦不是阳痿。由于男女性反应过程不同,其特点之一就是"男快女慢",所以男方如已射精,女方尚未进入性高潮,至多是性生活不够和谐的问题,绝不应认为是阳痿。

（3）**把平时阴茎勃起反应不明显视为阳痿** 有不少人认为看了某些带有色情内容的影视、书刊及图片;或者纵情于某种性幻想时,阴茎勃起反应没有以前明显,就以为得了阳痿。其实不然,男子的阴茎勃起分两种情况:一种是反应性勃起,不需要任何性刺激,通过神经反射自发地勃起,如夜间睡觉后的勃起;另一种是精神性勃起,需要某种性刺激诱发,包括视、听、触、嗅等一切动情刺激都可诱发精神性勃起。这种发生于平时的精神性勃起规律很复杂,会随个人的体质、思想、情绪等有所变化,有时好些,有时差些。所以,没有来自于配偶的充分性刺激,或没有真正的性交实践,单凭阴茎勃起与否,是不能作为阳痿诊断指标的。

（4）**将性交对象改变后发生勃起不良视为阳痿** 有的人与自己妻子性生活一切正常,勃起功能良好;但在婚外恋中性交却一蹶不振。相反,有的人与自己妻子行房,也许出于没有新鲜感、审美疲劳,出现勃起不佳,而在外遇房事时却"十分出色"。这些都是性交对象改变后出现的情况,在医学上称为"境遇性阳痿""婚内性阳痿"。但从真正意义上讲,这种"选择性"阳痿不是真正的阳痿。

3 阳痿有几种类型？

当代医学采用多种方法对阳痿进行分类，如按病因、病史、临床表现等进行分类。

（1）按致病原因分类

①心理性阳痿：主要或完全由于心理或人际交往因素导致的，持续性不能获得或维持满意的勃起以完成性交。此类阳痿即是医生们常提起的"功能性阳痿"。在我国，由于受传统观念的影响，心理性阳痿可能更为普遍。

②器质性阳痿：指因先天性疾病或后天性疾病导致的阴茎勃起障碍，此类阳痿往往表现为阴茎在任何情况下都不能自动勃起或勃而不坚。

③混合性阳痿：指同时存在功能性与器质性两种因素，通常患者首先发生了器质性勃起功能障碍，在此基础上，感到自己对性交无能为力，思想压力过大，伴发功能性勃起功能障碍。

（2）根据过去有无成功性交经历分类

①原发性阳痿：指成年男性从未有过成功将阴茎插入阴道的情况，称为原发性阳痿。此类阳痿在患者中很少出现，但预后普遍偏差。

②继发性阳痿：曾经有过正常的性生活，后来发生了阴茎不能勃起，或阴茎举而不坚、坚而不硬。绝大多数患者属于此类阳痿，若能通过恰当的治疗，预后较好。

③境遇性阳痿：指在特定的环境下或对特定的对象发生阳痿，改变对象或环境能够完成性交。

（3）根据阳痿临床表现分类

①完全性阳痿：表现为阴茎任何时候都不能勃起，无法性交。

②不完全性阳痿：虽然阴茎能勃起，但勃起不坚硬；或能够进入阴道，但不能全程完成正常的性交，未射精就疲软了。

心理性阳痿与器质性阳痿有什么区别?

由于导致阳痿的原因不同,可将阳痿分为心理性阳痿与器质性阳痿两类,二者在致病因素、发病情况、勃起状态、治疗方式及预后等方面各不相同,因此必须加以区别。

(1)**病因方面** 心理性阳痿常与精神因素关系密切,如恐惧、抑郁、焦虑、精神创伤、内疚、夫妻感情不和等,而无生器殖官的器质性损害;器质性阳痿常因性器官解剖上的缺陷所致,如发育异常、阴茎外伤、手术、阴茎硬结、慢性疾病(如高血压、糖尿病等)的并发症等,而与精神无关。

(2)**起病情况** 心理性阳痿一般起病突然;而器质性阳痿通常都是逐渐起病,且进展缓慢并逐渐加重。

(3)**勃起状态** 心理性阳痿患者在不性交时可有暂时的、近似正常的勃起,如受到性刺激(如视听色情等)或在睡眠中阴茎能勃起,但在性交时突然疲软;而器质性阳痿是无论何时何种情况,不分时间、地点,不论是性交还是自慰,阴茎均不能正常勃起。

(4)**患病率** 临床上以功能性阳痿最多见,占阳痿患者的80% ~ 95%;而器质性阳痿占阳痿患者的10% ~ 15%。

(5)**治疗方法** 心理性阳痿通过心理治疗可获得良好的治疗效果,而器质性阳痿要针对原发性器质性病变进行治疗,前者易治而后者较难治疗。

 缺乏性知识会导致心理性阳痿吗?

受传统观念的影响,国人对性避而不谈,或谈"性"色变,造成部分男性性知识缺乏。如缺乏必要的性解剖知识、性生理知识、性心理知识等,部分男性可出现心理性阳痿。多见于以下几种认识误区或不足。

（1）**对遗精的认识误区** 当前社会上流行的一种观点，认为精液是人体中的精华，是"元气"所在，怕遗精会伤"元气"等，这是完全没有道理的。实际上，精液内除精子外，主要是水分和少量的蛋白质，一次遗精排出 2 ~ 5 毫升精液，这对于一个人"营养物质的流失"来说是微乎其微的。男性进入青春发育期，在 12 ~ 14 岁或以后，在无性交情况下可自发地射精，叫遗精。遗精通常发生在夜间梦中，所以也称为梦遗。产生遗精现象是由于男性进入青春期后，随着睾丸的发育产生精子，附性腺（前列腺、精囊）分泌精浆，两者组成精液，达到一定量后身体就以遗精的方式将其排出体外，即所谓"精满则溢"，是一种正常的生理现象。正常未婚男子，每月遗精 1 ~ 3 次，属于正常频率。据统计，未婚青年中约 90% 都发生过这种现象。遗精在某种程度上可以解除体内紧张，达到一种生理上的平衡。

（2）**对阴茎夜间勃起缺乏认识** 不少青少年男性夜间醒来发现阴茎处于勃起状态，认为自己的阴茎整晚都在勃起，因而产生很多担心。其实，勃起功能正常的男性平均一晚上都有 3 ~ 5 次的夜间性阴茎勃起（NPT），总时间约 100 分钟，有学者认为是阴茎的"自身充氧"过程，对维持阴茎在勃起时的高强度血流状态非常重要。另外，夜间膀胱尿液充盈或性梦等也会引起勃起。患者可通过自身观察或者仪器测量记录 NPT 来鉴别心理性或者器质性阳痿。

（3）**过度关注阴茎的大小** 自古以来，阴茎都被看成体现男性尊严、传承家族香火的要物。大部分人认为，阴茎越粗越长，就说明性功能越强，越能让女人获得性满足，越有大男人的气概；反之，则说明性功能弱，是个"没用"的男人。久而久之，形成了对阴茎的过分关注，男人们潜意识里紧张不安的情绪逐渐积累下来，变成了沉重的精神负担。对自己的"命根子""短小"过分担心，认为没有别人的"粗壮"，怕不能够满足妻子的性要求，产生性心理压力，从而导致或加重性功能障碍，这是很多男人的通病。对于那些妻子较为"壮实"的丈夫来说，这类情况则更为明显。

（4）**对性生活过程中的生理现象的忧虑**　有一些男性对性生活过程中出现的一些生理现象缺乏认识，产生不必要的忧虑，这些心理压力甚至会导致阳痿的发生。比如有男士反映"勃起时尿道口有分泌物流出，接着就会引起勃起的障碍"。其实男性在性兴奋阴茎勃起时，尿道球腺会分泌出少许清亮的透明黏液，为接下来的性交起到润滑的作用，因此这时出现分泌物是正常的。还有一些男性在性交后第一次排尿出现延迟，尿道有灼热感，因此认为性生活加重了身体的疾病，造成对性生活的恐惧和忧虑，甚至不敢再过性生活。实际上性活动中由于生殖器官、附性腺的高度充血，在没有完全消散的时候，性交后第一次排尿出现延迟的现象也是一种生理现象，经过一定时间的休息，就可以正常地排尿了。

另外，性交不仅是体力活，还需要性技巧，了解必要的性交知识，有助于提高性生活质量，使性生活满意。但是，部分男性由于缺乏性交知识，导致性生活不满意，认为自己"技不如人"，势必造成较大的心理压力，久而久之，影响勃起功能。常常有以下几种情况：

①缺乏有效的性刺激：性活动时需要有视、听、嗅、触等各方面的刺激，才能诱发阴茎勃起。双方的情绪、性兴奋度以及环境因素，都将影响性刺激度。任何性刺激不足，都将影响性反应。

②注意力不集中：在性交过程中没有全身心地投入，缺乏应有的感情和激情；或者过分地理智，犹如一个旁观者那样评价自己及对方的性表现，从而造成阳痿。实际上，性活动中采取"顺其自然"的态度往往更能够达到最佳的状态。

③缺乏交流：在性活动中，男女双方要不断地交流各自的体验和感受，才能提高性生活的质量。若性交一方带着不满情绪行房；或男方对女方过于畏惧；或夫妻双方感情不和；或性价值观与性兴趣不和谐；或男方对自己的妻子缺乏兴趣，女方没能引起丈夫的性兴奋，伴侣的肉体

吸引力减弱；或是消极的应付。以上种种，势必对性反应产生抑制，影响性活动的完成。

6 心理性阳痿还有哪些其他诱因？

（1）**错误的性教育** "性"在中国很多家庭是一个十分忌讳的话题，家庭成员间从不会谈及，并且社会对性的长期偏见使得很多人从小在头脑中形成了"性"是一种不健康或是令人羞愧的观念。在严格的家庭教育或思想灌输下，对青少年时期正常出现的性反应过分压抑、谴责甚至是恐吓等，认为生育以外的性活动是肮脏、危险的行为，这些形形色色错误的性观念，抑制了性冲动的形成，或使得性冲动难以维持，自然会影响到性功能的正常发挥。

（2）**不良的性经历** 对性的认识经历是从文化背景、家庭影响、个人体验以及配偶的性反应等各方面因素积累而来的。阅读与性有关的书籍、窥见的性事件、自慰及性交等构成各种各样的性经历。婚前性行为在紧张、焦虑、恐惧被人发现的情绪状态下进行，或初次性体验是从妓女身上获得的，等等，会在潜意识中埋下隐患，对以后正常的性生活构成影响。新婚时首次性交的失败，对性生活产生焦虑和畏惧，并受到强烈的自卑和内疚等情绪影响，尤其是被对方奚落、嘲笑、贬低、责难，造成心理上的严重压力，情绪紧张，可导致阳痿。

（3）**日常关系的不协调** 夫妻双方感情不融洽、互不信任或互相猜疑，夫妻之间的关系不忠贞、相互厌恶、相互失去兴趣，这些关系紧张的情况必然导致性生活的不正常。也有因为女方体弱、性欲冷漠、性生活缺乏耐心和合作及离异、丧偶等造成精神创伤难以消除。尤其40岁以上的中年男性，妻子有病和去世后长期没有性生活，担心妻子刚刚去世便立即再婚会被人嘲笑，长期自我压抑，再婚重新开始新生活后，因勃起障碍而致性交失败。也有女方以拒绝性生活作为报复和惩罚的一种手段。殊不知这种惩罚将严重影响男性的自尊心，心理与生理的压抑造成了阳痿。来自英国爱丁堡性功能障碍诊断的统计资料显示，47%的男性认为造成性功能障碍的原因是日常关系的不和睦，而他们的配偶有68%也认为是日常关系不和睦造成。

（4）**性生活场所不适当** 性交场所条件差，包括居住环境恶劣、"三世同堂"，唯恐在性活动过程中被他人听见和窥见，经常在压抑和顾忌的心理状态下进行性生活，容易导致阳痿的发生；也有在性生活过程中被他人撞见，这种急剧的精神刺激易导致阳痿的出现；另外，害怕染上性病，产生恐惧心理等均可影响勃起功能。

（5）**医源性因素** 患者偶有性交失败，向医生咨询，部分医生轻易做出阳痿的诊断，使患者和家属思想负担加重。患者的过分担心同样也会增加自身的思想压力。目前由于行业管理不到位，一些不具备泌尿或男科专业知识的医生，为了经济利益，不择手段夸大病情，甚至误诊、乱治。医疗小广告的泛滥，传递不实的医疗信息，给患者造成相当大的心理困扰。

心理性因素是如何影响人类的性反应的，目前尚不十分清楚。从本质上说不存在必然导致勃起失败的心理因素，因为有同样遭遇的男性并非全部出现性功能障碍，存在明显的个体差异。大多数心理性勃起功能障碍患者对心理和行为治疗的反应是良好的，只要不是有病乱投医和误信不实广告进行不当治疗，其预后一般较好。

7 器质性阳痿的主要病因有哪些？

（1）**疾病因素**

①解剖异常：如先天性生殖器官畸形、阴囊水肿、睾丸萎缩。

②心肺血管疾病：心绞痛、冠状动脉供血不足、肺气肿、肺心病、肺功能不全、心肌梗死、动脉瘤、动脉炎、动脉硬化、主动脉末端血

栓、动脉栓塞、高血压、高血脂、风湿热。

③内分泌疾患：糖尿病、原发性性腺功能低下、垂体病变、肾上腺疾病、甲状腺功能亢进或低下、高催乳素症、颅咽管瘤等。主要见于糖尿病。据报道，有 23% ～ 60% 的男性糖尿病患者继发不同程度的阳痿。

④泌尿生殖系疾病：泌尿生殖系炎症、阴茎海绵体硬结症、阴茎异常勃起、尿道下裂、尿道上裂。

⑤神经系统疾病：脑及脊髓外伤、肌萎缩、脊髓侧索硬化、颞叶损伤、大脑瘫痪、电休克治疗、重症肌无力、交感神经切除、脊髓瘤、脊椎裂、周围神经病变。

⑥精神病：精神分裂症、抑郁症、焦虑症、躁狂症。

⑦血液病：镰刀细胞贫血、白血病、恶性贫血、霍奇金病。

⑧其他：慢性肾功能衰竭、肝硬化、肝功能衰竭、肥胖、中毒、放射治疗。

（2）**药物因素**　许多药物都可引起勃起功能障碍，有报道药物引起的勃起功能障碍占 25%。主要有以下几种。

①作用于中枢神经系统药物：例如催眠镇静剂、抗焦虑药、苯丙胺、利眠宁。

②部分抗高血压药：常见的有甲基多巴、可乐啶、利血平、呱乙啶、心得安、噻嗪类利尿剂等。

③激素类药物：如促肾上腺皮质激素、可的松类、雌激素等。

④其他：如甲氰咪胍、地高辛、保列治、阿托品、普鲁本辛、扑尔敏等。

（3）**手术和外伤**　外科手术通常因损伤勃起所必需的神经和动脉而阳痿，特别是许多传统的损伤较大的手术尤其如此。常见的可能导致阳痿的手术有：大脑和脊髓手术；阴茎及尿道手术；前列腺增生症手术；睾丸、甲状腺及肾上腺手术；直肠癌及乙状结肠癌手术；阴部神经切除术治疗神经原性膀胱及应用交感神经切除术；外伤因素主要有盆腔和后尿道损伤、阴茎及睾丸损伤、脊髓损伤所导致的阳痿。

（4）**吸烟、饮酒均可能导致勃起功能障碍**　烟草中的尼古丁能够引起小动脉收缩，使吸烟者的阴茎微循环受到影响而引发阳痿。因此，那些睁开眼就犯愁，常常抽烟"解闷儿"的人更容易患阳痿。已有研究表明，吸烟人群的阳痿发病率明显高于普通人群，比例高达 2 倍。酒精有"降低性力"之说。国外有研究表明，酗酒和不酗酒的肝病患者勃起功能障碍患病率分别为 70% 和 25%；还有报告 17000 名饮酒 37年以上者，80% 有不同程度的勃起功能障碍，且戒酒多年后仍有半数未能恢复勃起功能。

　阳痿病情轻重如何判断？

临床上，通常通过以下三种方法来判定勃起功能障碍的存在及其严重程度。

（1）采用《勃起功能障碍国际指数（IIEF-5）问卷调查表》（表 1，第 2 页）　IIEF-5 ≤ 21 分，提示患者有阳痿。其中，得分在 12 ~ 21 分为轻度阳痿，得分 8 ~ 11 分为中度阳痿，得分 ≤ 7 分为重度阳痿。

（2）**勃起功能评估指标**　医学上把硬度分为 4 级（图 1-1）。

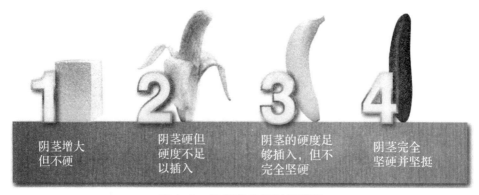

图 1-1　勃起硬度级别示意图

第 1 级硬度：阴茎增大但不硬，相当于重度阳痿（硬度如豆腐）；

第 2 级硬度：阴茎硬，但硬度不足以插入，相当于中度阳痿（硬度如去皮的熟软香蕉）；

第 3 级硬度：阴茎硬度足够插入，但不完全坚硬，相当于轻度阳痿（硬度如带皮的软香蕉）；

第 4 级硬度：阴茎完全坚硬并坚挺，勃起功能正常（硬度如小黄瓜）。

（3）阳痿的临床表现

①轻度：性欲正常；受到异性性刺激后能较快勃起；自慰可引起勃起；房事时阴茎能勃起但不能持久，或者需用手帮助才能进入阴道；阴茎勃而不坚；性交频率减少；性快感尚正常。

②中度：性欲减退，性要求减弱；刺激性敏感区后阴茎勃起反应慢；受到异性性刺激后阴茎不能立即勃起；通过自慰，阴茎勉强勃起；房事时阴茎不能勃起，或虽能勃起却不能持久；房事时阴茎不能进入阴道，性交频率明显减少。

③重度：性欲消失，无论刺激性敏感区，接受异性性刺激，还是自慰，阴茎均无勃起反应；房事时阴茎不能勃起，不能进入阴道；阴茎无勃起角度和硬度；性交活动基本停止，无性交快感。

9 阳痿有什么危害？

（1）阳痿让人很"伤心" 阳痿患者不可避免地承受着沉重的心理压力，长时间的心情苦闷、情绪压抑，会使患者丧失生活激情、消极萎靡，甚至造成心理顽疾，如抑郁症。阳痿不仅让男人自身承受沉重的心理压力，不断摧残男人的自信，同时还伤及夫妻间的感情。很多女性认为，伴侣阳痿严重影响了她们的性生活，使她们不但没有了对于性生活的兴奋感和愉悦感，反而更添烦恼，进而影响双方的感情，日常生活可能会出现裂痕，严重的还可能导致婚姻破裂。

（2）阳痿亦或很"伤身" 阳痿被称为"男性健康问题的交叉点"。有些慢性疾病或通过阳痿先期表现出来，因而阳痿有其特殊的健康预警作用，忽视阳痿的诊治或许会错失早期发现和治疗其他慢性疾病的机会。多数器质性阳痿患者可同时伴有一种或多种其他慢性疾病，常见的有糖尿病、高血脂、肝脏疾病、肾脏疾病、心血管疾病、前列腺疾病等。

（3）阳痿患者"求子"难 阳痿影响男性生育，但不等同于不育症；精卵结合是孕育新生命的基础。阳痿病情较重的患者，阴茎难以勃起，不能正常完成夫妻间的亲密生活，无法将精子输至女性的宫颈口，给生育下一代带来困难。对于病情较轻的患者，常见症状是勃起不坚，可以勉强完成性生活。但此时患者的生理机能处于非健康的状态，精子质量较差，很难保证能孕育出健康的小生命。

10 阳痿会遗传给下一代吗？

有些男人患上阳痿后担心是否会遗传给自己的儿子。阳痿能否"遗传"给自己的儿子，要看导致阳痿的原因。如果阳痿是由一些具有遗传特性的疾病引起的，比如糖尿病、高血压病、心血管疾病，那么，阳痿患者的儿子会因容易患这些疾病而继发阳痿。通过控制这些疾病的高危因素而预防疾病的发生，进而也减少了阳痿的发生几率。如果阳痿是由吸烟、酗酒等不良生活习惯和一些不具有遗传性的疾病导致的，那就不会"遗传"给自己的儿子。

第二章

阳痿的预防措施

引言　　　阳痿较一般的疾病对男性心理的冲击更强，对男人自信心的打击更重，没有哪一位男人希望自己与它绑在一块儿过日子，以至于有一点"风吹草动"就以为要出"大事"了，导致心理负担过重，总是寻觅着让自己"保持活力"的各种方法，而社会上、网络上又充满了各种预防阳痿的"大法"，让人难辨真伪，甚至有人因此而走上了"真阳痿"之路。作为医者，我们有义务为大家释疑，告诉大家哪些人容易被阳痿盯上，如何做才能"御敌于千里之外"。

1 哪几类人群最容易阳痿？

（1）中老年人　年龄是勃起功能障碍的高危因素，随年龄增长，发生勃起功能障碍的可能性增大。年龄越大，越容易出现阳痿，因为这个年龄段的男性容易患各种导致勃起功能障碍的慢性疾病，如高血压病、糖尿病、心脑血管疾病等。

（2）**经常熬夜的人**　现在熬夜的人很多，尤其是年轻人，由于工作负担重，需要加班加点；交际应酬多；痴迷上网、玩游戏等。长期熬夜会破坏人体生物钟的昼夜节律，让男人的性激素分泌紊乱，容易导致抵抗力下降、记忆力下降、内分泌失调、神经衰弱、性功能减退。所以"夜猫族"的男人勃起功能障碍的比例较高。

（3）**精神长期紧张、生活压力大的人**　工作、生活压力大，有的人因长期紧张、悲痛、忧愁和抑郁而导致性欲低下、阳痿、早泄。或夫妻关系紧张，相互间不信任，甚至怀有敌意，或是周围人际关系的紧张等，都可以导致勃起时硬度明显下降。患有心理疾病如抑郁症的人更容易发生勃起功能障碍。另一方面，性功能障碍也常引起抑郁、焦虑等精神异常，形成恶性循环，加重病情。

（4）**嗜好抽烟、喝酒的人**　研究发现，抽烟是性能力的"头号杀手"。那些常常抽烟"解闷儿"的男人要当心自己的性功能了，吸烟人群的阳痿发病率是普通人群的 2 倍，在长期吸烟的人群中，勃起功能障碍（阳痿）的发生率约占 60%。烟草中的尼古丁、一氧化碳和焦油等有害物质，使阴茎动脉发生粥样硬化，血液黏滞性增加，微循环障碍，造成供应阴茎的血液量显著减少，阴茎便无法勃起。经常大量饮酒则可抑制人的性欲，还会引发焦虑、不安情绪，从而容易导致勃起失败。调查发现，长期喝酒的男性中，阳痿的发生率高达 50%。

（5）**长时间坐着不动的人**　久坐不动的男性容易出现腹型肥胖，即"将军肚"。久坐压迫前列腺和睾丸，影响会阴部的血液循环，容易导致勃起功能障碍。由于身心状况互为影响，久坐会使人的精神压抑、头昏眼花、倦怠乏力，无精打采、倦怠无力、哈欠连天，这些身体不适可引发阳痿。

（6）**性生活频繁的人**　房劳过度是肾虚的一个重要病因，不节制房事容易损伤肾脏，耗散肾气。房劳过度，常常使男人出现阳痿、早泄等问题。细心的读者可能会问，哪种程度才叫适度性生活呢？我们认为，适度的性生活取决于性生活后的第二天感受，因人而异，以不感到疲劳、身心愉悦、精力充沛为原则。一般来说，青年夫妻，每周 3 次性生活为宜；壮年夫妻，每周一两次性生活为宜；四五十岁的中年夫妻，每周 1 次性生活为宜，老年男性一月 1 ~ 2 次性生活为宜，但都没有一个硬性的规定。

（7）**劳逸失度，起居失常的人**　工作休息失度，过劳或过逸都可导致疾病的发生，影响性功能。如过度劳作，易耗伤气血；久逸不劳，不运动，体质会下降。不按时作息，起居失去规律，易出现精神萎靡不振、头昏脑涨、思维迟钝，久之可发生性神经衰弱、性功能减退等病。

（8）**饮食不节的人**　有些人爱吃高脂肪食物，容易导致胆固醇和甘油三酯水平升高，出现肥胖、高血压、糖尿病等疾病，导致阴茎血管病变，从而影响阴茎的勃起。

 哪个阶段的男人易出现阳痿？

（1）**性生活初期**　此期出现的阳痿大多数是心理性阳痿，主要由于此阶段夫妇双方性知识较为缺乏，或受错误的性观念影响，或未婚同居，或害怕女性怀孕，或对性活动失败的畏惧，害怕自己的表现不能让对方满意，精神压力大，易在紧张、焦虑的情绪状态下进行性活动，使初期的性体验发生障碍，如勃起不充分、射精过快等，极易引发阳痿。

（2）**结婚十年左右**　夫妻难免产生"审美疲劳"，性趣会降低。婚后生活逐渐平淡，缺乏激情，或忙于工作事业，或长期烟酒的损害，或因妻子身材走形，皮肤松弛，风华不再。丈夫容易觉得夫妻生活乏味，提不起"性"趣。此时容易出现性欲减退，逐渐引发阳痿。这个阶段男人的阳痿是缓慢地、不知不觉地发生的。

（3）**男性更年期**　有些男性超过四十岁后，可能会出现一些与女性更年期相似的症状，这种现象叫男性更年期，主要由于年龄增长，睾丸萎缩，睾酮（雄激素）分泌减少所致。环境污染、吸烟、喝酒、劳累等因素也会影响性激素的分泌，加速这一过程的到来。男人在进入更年期后，身体机能由强转弱，精力和体力均开始衰退，部分男性会出现较明显的性欲降低、勃起能力下降等现象。

3 老年男性如何应对阳痿及性生活？

大部分人认为，男人年纪大了，自然会"阳痿"，无法完成性生活。可实际是否如此呢？下面通过一组正确观念与错误观念的"PK"来解开您心中的疑惑。

错误 1　性生活的目的是生儿育女，老年人已经过了生育年龄，故不该有性生活。

人到老年，虽说不再生育，但同样需要性爱。研究指出，除某些特殊疾病之外，高龄男子可以将某种方式的性生活保持到 70 ～ 80 岁。60岁以上的男子有性欲者达 90.4%，其中 54.7% 有强烈的性要求。性爱不单纯是为了繁殖后代，而是人类感情的需要，它可以给人以幸福、快乐与满足。协调的性生活有益于老年人的心身健康，其性要求和性行为如果受到不恰当的抑制、得不到应有的满足，就会引起精神上的烦恼和身体上的不适。

错误 2　老年人阴茎勃起需要较长时间，硬度降低，性交时间缩短，是患了阳痿。

老年人的生理功能随年龄增长逐渐衰退。男子 50 岁以后睾丸会慢慢萎缩，出现退行性变化。同时，性功能减退，阴茎也随之老化，表现为阴茎勃起需要的时间较长，勃起功能低下及勃起硬度降低，但这不是阳痿，也不影响性交。专家指出，60 岁以上的老年男子出现这些情况、主要是个体差异和不同的心理、生理影响的结果。

错误 3 老年人已无生育能力，他们的性生活可以无所禁忌。

老年人虽已无生育能力，不需避孕，但性生活还是有许多禁忌的，不能随心所欲，毫无顾忌。下述情况不应过性生活：①刚洗完热水澡；②长途旅行或工作过度疲劳；③高兴过度；④悲痛之至；⑤一方发高热，病情严重；⑤女方阴道出血或有炎症。

错误 4 老年冠心病患者，性交前含服硝酸甘油片或服用亚硝酸类药物，就可预防心绞痛的发生。

冠心病患者如果在性交中或性交后出现胸闷、心悸或呼吸困难，就不能进行性交活动。如果患者需服用扩张冠状动脉的药物才能勉强进行性生活，说明不应进行性交活动。否则，不但不能用药物预防性交中的心绞痛发作，还可诱发心律失常和心肌梗死。

正确观念 1 老年伴侣之间的性生活不单指性交行为。

性生活是以性交为主体内容的。但老年人由于性器官及其功能逐渐衰退，性激素分泌减少，性交的时间缩短，故除了直接性交获得性满足之外，还可以用语言、触摸、接吻或工具等其他性活动方式，以获取性感受。

正确观念 2 老年人性生活的次数、时间和体位一般不应有限制。

老年人的性交次数取决于其健康状况、文化修养和习惯等，因此一般没有什么固定的界限。60 岁以上的老人，可以根据各人自身情况，顺其自然。据调查，65 岁的老人每周可有 1 次或 1 次以上的性生活，75 岁以上每两周可有 1～2 次性生活，80 岁以上每两个月可有一次性生活。为减少老年人性生活过程中的体力消耗，其性交体位可以采取侧卧位、坐位（男性坐在有扶手的椅子上）、立位或女上位。

正确观念 3 高血压病患者一定要等血压平稳后才能过性生活。

高血压病患者若存在由高血压病引起的头痛、头晕等症状，或者舒张压高达 16 千帕（120 毫米汞柱）左右就应避免性交，因为性交中过度兴奋可诱发心脑血管意外。高血压病患者饱餐或酒后也不能进行性生活。

 阳痿有哪些预防措施？

任何疾病的发生都是有原因的，阳痿的发生与心理因素和器质因素有关，因此避免这些因素就可以达到预防阳痿的目的。而在平时生活中，做到以下几点可以尽可能地远离阳痿。

（1）**了解性知识**　要对性知识进行充分的了解，正确对待性的自然生理功能，减轻对房事的焦虑心理，消除不必要的思想顾虑，避免心理性阳痿的发生。不能觉得"做爱"是见不得人的事而产生恐惧感，也不能因为一次的不行而直接给自己扣上"性无能"的帽子。同时，夫妻之间要增加交流，消除双方的不和谐的因素。要正确认识性爱，避开只有性没有爱的误区也是预防阳痿的主要方法。

（2）**规律性生活**　切勿恣情纵欲，贪色无度，做到不纵欲也不禁欲。根据生理年龄及自身健康状态的具体情况，保持适当频度、有规律的性生活。提高生活情趣，是避免性能力下降、减少勃起功能障碍发生的"良方"。夫妻双方房事切忌过于频繁，长期房事过度、频繁自慰可导致精神疲乏，也是导致阳痿的原因之一。实践证实，夫妻分床，停止性生活一段时间，避免性刺激，让中枢神经和性器官得到充分休息，是防治阳痿的有效措施。当然，与人体大部分器官一样，性器官也是"用进废退"，长期禁欲不仅不能保精强肾，反而会使男性的性能力下降，导致性功能颓废。

（3）**积极参加锻炼**　持续的、适当的体育锻炼和户外活动可调节紧张的脑力劳动，缓解压力，改善心理状况，提高承受力；能消耗多余能量，避免肥胖，还能改善心血管的功能，增强性能力。在平时多做运动，可以预防阳痿的发生。同时，运动可助"性"，是维持和提高性功能的法宝。有研究证实，运动可以促进荷尔蒙（激素）的分泌。统计发现，80%经常运动的男性表示，自从每周2～3次运动后，性生活方面的自信心大增，性行为变得更加积极。运动可增强体质，缓解压力，重要的是可以增强腹部、臀部的肌肉弹性，做爱时比以前更加容易使女方达到高潮。运动使得肌肉得到锻炼的同时，也使机体对射精的控制能力大大加强（射精过程由神经和肌肉参与），性生活时间得以延长。所以，平时多进行有氧运动，锻炼体力与心肺功能，才能享受美好的性生活。根据美国波士顿医生戈登斯坦博士所主持的一项大规模研究显示，一个每天通过运动至少消耗掉2千卡热能的男人，患阳痿的几率比那些不运动的男性要低很多。

（4）消除心理因素　阴茎勃起就是阴茎充血的过程，需要大量的血液进入阴茎，只有血管放松，弹性良好，阴茎才能正常地充血勃起。压力过大是男人"性福"的最大致命伤，人长期处在压力之下，会造成精神紧张，使体内肾上腺素分泌增加，造成血管收缩。长此以往，不仅可导致高血压、冠心病等心脑血管疾病，还可对男性阴茎造成"硬伤"，会使阴茎血管收缩，充血不足，勃起不坚，阴茎自然一蹶不振，成为"萎男"。所以，如果遇到烦恼忧伤，应冷静思考，不应长期背上精神负担，及时放松与调整紧张心态，缓和与消除焦虑不安的情绪，避免因精神压力大导致阳痿。另外，在疲劳、紧张、焦虑、居住环境不佳等情况下是完全有可能出现暂时的性功能障碍的。对偶尔出现的性功能障碍一定要有正确的认识，不要轻易认为自己阳痿了，给自己造成不必要的心理负担。日常生活中保持家庭和睦，有利于消除工作和生活中的紧张情绪。对于妻子来说，如果丈夫出现了性欲和性能力减退，应关怀、爱抚、鼓励丈夫，尽量避免不满情绪流露，避免给丈夫造成精神压力。总之，阳痿一旦发生，夫妻双方都应正确对待，共同面对，及时就诊，认真查清病因，积极治疗。

（5）**要保持良好的生活习惯**　戒除不良嗜好，合理安排饮食。熬夜会拖垮身体的免疫力；吸烟会损伤血管，使阴茎血流减少；过量饮酒会损伤肝脏、神经，这些都会引起勃起功能障碍。因此，要做到不熬夜、不抽烟、不过量饮酒，避免给性器官带来损害。同时要合理安排饮食，要避免高脂、高糖、高盐饮食，多吃瓜果蔬菜和鱼肉。锌是维护性功能所必需的微量元素，而海味含"锌"多，对保持性能力有利，所以可适当多进食些海味类食物。

（6）**有疾病及时治疗，但用药要谨慎**　很多疾病都会影响到性功能，尤其是肥胖和"三高"者，肥胖的人比正常人更容易得高血压、高胆固醇、高血糖等疾病，而高血压、高胆固醇会使血管硬化，糖尿病会引起神经损伤，如果影响到性器官的血管和神经，那么就可能导致勃起功能障碍。因此，积极治疗可能引起阳痿的各种疾病，可以预防勃起功能障碍的发生。但注意，用药一定要在医生指导下进行，以免药物使用不当影响患者的性功能，导致出现阳痿。需要提醒读者们，"三高"所引起的性功能障碍，临床治疗较困难，所以重在预防。

（7）**适当进食滋补保健品**　中老年男性身体机能逐渐减退，适当进食滋补保健品对维护身体健康大有益处。但市场上滋补保健品五花八门、目不暇接，应注意甄别。应根据自己身体状况辨证施补，不要盲目听信广告宣传，要选择适合自己的产品，对症食用，最好在医生指导下正确进食滋补保健品。

5　阳痿患者不宜吃什么？

导致阳痿的原因有很多种，饮食不合理也是其中之一。在日常生活中，哪些饮食会摧毁"性"呢？

（1）**油炸食物**　饮食过于油腻易导致高血脂与肥胖，动物性油脂只能适量食用，切忌过多，因为这些中性脂肪内含不饱和脂肪酸，它易与胆固醇结合，使之在血管壁上沉积，造成动脉硬化，让血管变窄，影响阴茎的血管，导致阴茎充血不充分，增加罹患阳痿的风险。

（2）**高糖食品**　糖是人体能量的来源之一，但食糖过多对健康带来的影响也是十分明显的。糖的摄入量过多，会影响体内脂肪消耗，导致血液中的胆固醇和甘油三酸酯增多，使血脂过高，脂肪堆积，从而导致心血管疾病与肥胖症。而糖尿病更是与吃过多的"糖"有关。尤其对中年人来说应少吃甜食，否则不仅会导致糖尿病、高血脂等疾病，亦会增加患阳痿的风险。

（3）**过度清淡饮食**　研究表明，因为人体内的性激素（雄、雌激素）主要是脂肪中的胆固醇转化而来，长期清淡饮食者性激素分泌易减少，这对性功能是不利的。

（4）**易于"败性"的食物**　粗棉籽油、猪脑、羊脑、冬瓜、菱角、莲心、火麻仁、芹菜等被祖国医学认为是不利于性功能的食品。其影响的环节尚不十分清楚，但祖国医学认为它们有伤精气、伤阳道和衰精冷肾等不良的作用。

（5）**烟酒**　经常抽烟将损坏供应阴茎血液的微血管，进而降低性能力。研究显示，尼古丁可能使血管收缩，会抑制勃起组织的平滑肌松弛，造成阴茎血液循环不良，影响阴茎勃起，导致勃起障碍。酒是一种性腺毒素，饮酒过多或嗜酒可使性腺中毒，使血液中睾酮（雄激素）降低，影响生育和性能力，还对中枢神经系统和性神经产生抑制作用，导致性欲减退，妨碍性冲动的传递，造成勃起困难。

6　食疗对阳痿患者有何帮助？

古语曰"食也，性也"。研究发现有些食物能够促进性欲、调节性感受和增强性功能，通过饮食调理，是可以吃出激情，起到"助性"的作用的。常见助"性"食物如下。

虾 营养价值很高，是高蛋白低脂肪的营养佳品。祖国医学认为，其味甘、咸，性温，有壮阳益肾、补精、通乳之功。虾子无论江虾或海虾，鲜用均有补气健胃、暖肾壮阳的作用，肾虚阳痿者宜食。明代李时珍说它"壮阳道"。清代王孟英认为虾能"通督壮阳"。《本草纲目》中有一"补肾兴阳方"，就是选用虾米同蛤蚧、茴香、蜀椒配合为粗末服用。

鸡蛋 鸡蛋是壮阳的主要食物之一。鸡蛋是一种高蛋白食物，与人体蛋白质组成相似，因此鸡蛋蛋白质的人体吸收率高达99.7%。鸡蛋是增强人体性功能的最佳营养添加剂。据说阿拉伯人在婚礼前几天的饮食以葱烧鸡蛋为主，以保证新婚之夜性爱的美满。我国民间也流传着新婚晚餐煎鸡蛋的习俗。

鱼类 早在古罗马时期，人们就发现鱼类是滋养性欲的理想食品，特别是鲨鱼肉，作为性爱的"催化剂"至今仍享有盛誉。研究表明，鱼肉含有丰富的磷和锌等，对于男女性功能保健十分重要，有"夫妻性和谐素"之说。

大葱 据说巴尔干半岛一些民族的青年男女婚礼仪式上会出现葱，表示希望新人健康快乐。现代医学研究表明，葱的营养十分丰富，它含有各种植物激素及各种维生素，能保证人体激素分泌正常，从而起到壮阳补阴的作用。此外，大葱所含的大蒜素，也是一种可以让性器官血流量增加的有效成分。

羊肉 羊肉是很好的壮阳食物，羊肉是冬季的进补佳品。《本草从新》中说，羊肉能"补虚劳，益气力，壮阳道，开胃健力"。将羊肉煮熟，吃肉喝汤，可治男子五劳七伤及胃虚阳痿等，并有温中去寒、温补气血、通乳治带等功效。羊肉的脂肪和胆固醇较猪肉和牛肉少，但含有丰富的优质蛋白质、维生素和钙、磷、铁、碘等微量元素。中医认为，羊肉有补肾壮阳的作用，适合男士经常食用。因此，性能力降低的男性应以羊肉为肉类食物的首选。

韭菜 性温，味辛，有温中、行气、散血的作用，同时也能温肾壮阳，故对肾阳不足型阳痿和肝气郁结型阳痿最宜。《食鉴本草》云："韭菜，煮食归肾壮阳。止泄精，暖腰膝。"韭菜因温补肝肾，助阳固精作用突出，所以在药典上有"起阳草"之名。韭菜籽有固精、助阳、补肾、治带、暖腰膝等作用，适用于阳痿、遗精、多尿等疾患。

狗肉 性温，味咸，属温补脾肾、祛寒助阳的温养强壮食品，宜肾虚阳痿者常食之。唐代食医孟诜曾说："狗肉补五劳七伤，益阳事，补血脉，厚肠胃，实下焦，填精髓。"《日华诸家本草》亦云："狗肉补胃气，壮阳道，暖腰膝，益气力。"根据古代医家和养生学家的经验，"黄狗肉大补虚劳，牡者尤胜"。

海参 性温，味咸，有补肾益精、养血润燥之功。凡肾阳不足型，或肾阴虚损型，或心脾两虚型的阳痿患者，均宜食用。《药性考》云：海参"降火滋肾，除劳怯症"。《本草从新》和《食物宜忌》中均有记载："补肾益精，壮阳疗痿。"故凡虚弱之人阳痿者，食之颇宜。另外，生蚝也是能够促进性欲的海产品，含有大量的锌，会促进精液和睾酮的生成，还含有多巴胺及可以增强性欲的激素。

泥鳅 性平，味甘，凡体质虚弱的阳痿患者均宜食用。《随息居饮食谱》认为，泥鳅能"暖胃壮阳"。《濒湖集简方》亦载："治阳事不举：泥鳅煮食之。"民间常用泥鳅250克，去内脏，切成小段，放油、盐、姜、葱、蒜、花椒、胡椒适量，共煮成菜食用，连吃 10～15 天，治疗阳痿、早泄诸症。

蚕蛹 性温，味咸，有补肾、强精、壮阳之功，能治男子阳痿滑精、夜尿颇多、腰膝酸软等病。对于阳痿之人，民间将蚕蛹用食油炸熟，每晚服一次，用少许枸杞子酒送下。也有用蚕蛹炖核桃肉，每次食蚕蛹 50 克、核桃肉 20 克，常服之。

鹌鹑蛋 民间有用鹌鹑蛋治疗阳痿的方法。取鹌鹑蛋每次 5 只，煮食或用油盐炒食，再适当喝些黄酒，每日 2 次，连吃 10～15 天。认为此法具有壮阳补肾作用，对肾阳虚的阳痿者最宜。

蜂蜜 含有大量的植物雄性生殖细胞——花粉，还含有一种生殖腺内分泌激素，具有明显活跃性腺的生物活性。另外，蜂王浆中含有一种助性剂——天门冬氨酸，它可以促进性腺发育，提高性功能，增强机体能力，促进新陈代谢，调节神经、抗老防衰，同时又能增强机体的抵抗能力。所以，中老年人长期坚持服用适量蜂蜜制品，可延缓性功能衰退，提高性欲。人参蜂王浆，因含有蛋白质、脂肪、糖、矿物质和微量元素等 40 种以上营养成分，长期服用可提高阴茎的勃起力和坚硬度。

果仁 如南瓜子、芝麻、杏仁、松仁、葵花子、核桃仁、花生等对性功能有益。这些果仁中含有大量的维生素以及能刺激男性激素产生的一种未知神秘物质。这些成分可以激发性欲，引发性冲动。经常食用各类果仁也有助于提高性功能。

其他增强性欲的水果 香蕉，含有菠萝蛋白酶酵素，能够增强男性性欲，此外含有丰富的钾和 B 族维生素，能够增强阴茎勃起功能；梨：梨树被称为"睾丸树"，含有高浓度的叶酸，可以帮助蛋白质代谢，从而给男性提供更多的能量，梨还有丰富的维生素 B_6 和钾，这两个基本成分均可以使男女达到增强性欲的目的。此外还有桃子、草莓、芒果，基于它们的形状、纹理或肉质，具有某些性特征的暗示性，是能够在性前奏中发挥娱乐性的水果。

巧克力 其所含的可可碱是一种非常类似咖啡因的生物碱，让人心情愉悦，压力骤减；此外还含有苯乙胺，一种能够产生"正在恋爱的感觉"的化学物质。巧克力还含有抗氧化剂，尤其是黑巧克力，人体对这些物质非常受用。

7 哪些运动对阳痿康复有助？

长期缺乏运动、心肺功能差、处于亚健康状态的人，轻微运动便气喘吁吁、心慌胸闷，自然难以顺利完成性爱这一剧烈运动。据估计，男人一次性爱消耗的体能相当于跑步两千米。在心肺功能没有得到改善的状态下，盲目使用壮阳之品来帮助完成性生活，其质量必定难以保证，时间、效果难以持久，还可能出现诸多的副作用，影响身体健康，弊大于利。"工欲善其事，必先利其器"。男人想要保持阳刚，维持并享受高质量的性生活，首先要改善心肺功能，最好的办法就是运动。

运动对于男性来说，可谓是个不花钱的"壮阳"良方，是最好的"壮阳药"之一。有学者对参加运动和不参加运动的两组已婚男人做了对比研究，发现每周进行两次健身、跑步或打网球等体育运动的男人，所获得的性生活愉悦感比不参加任何健身运动的男性要高。其中，80%经常运动的男性表示，自从投身每周 2 ~ 3 次运动锻炼后，"性"趣盎然，积极主动，大大地改善了性生活的质量和乐趣。

研究显示，运动可以调节人体植物神经的机能，改善内分泌系统，促使男性体内睾酮的分泌，而睾酮是点燃性欲的"燃料"，让男人性欲大大增强，"性"致勃勃。此外，适量的健身运动会促使人体释放出许多化学物质，如内啡肽和一氧化氮等。内啡肽有助于消除忧郁，改善情绪，减轻精神压力，从而增强性兴奋，激发性欲，防止性生活缺乏快感，重新唤起已经消沉了的身体，大大增强在性生活方面的自信心；一氧化氮则能改善阴茎的勃起，是阴茎勃起的助推剂。

阴茎的勃起过程就是充血的过程，运动能使体内高密度脂蛋白水平升高，有助于血液循环的畅通，血流加速，使阴茎的末梢血管常保通畅，血液供应充足，阴茎勃起有力。可见运动既可以预防阳痿的发生，还是阳痿的治疗方法之一。

运动能增强腹部、臀部的肌肉弹性，使腰腹部肌肉强健有力，性生活时性感区肌肉充满力量，不感到疲劳。由于肌肉得到了锻炼，对射精的控制能力大大加强，自身的性快感时间也明显延长，从而能够增进夫妻间性生活的和谐。

一般来讲，男性只要坚持半小时以上有氧运动，比如游泳、跑步、打球等，至少隔天运动一次，就可以保持身体健康，维持或改善性功能。也就是说，简单的运动，其功效相当于服用了"伟哥"。因此，为了"性"福长久，运动是很有必要的。有助于"壮阳"的运动类型很多，跑步、快走、打球、散步、游泳、健身等都不错，唯一"有错"的运动是骑自行车——它会增加患前列腺炎的几率。

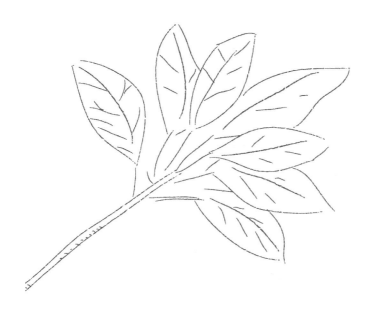

第三章

阳痿就诊前的必备功课

> 引言
>
> 　　许多人，一感觉自己"痿"了，就急急忙忙地前往医院就诊，殊不知自己只是一时疲劳，身体反应降低，并非真正"痿男"。到医院后医生给其查体、诊断，最后告知患者并无阳痿，而患者就以为医生在过度医疗，做了许多不必要的检查。因此，就诊前，了解什么是阳痿、阳痿的表现有哪些、阳痿的诊断手段是什么以及就诊时的注意事项，是每个因"痿"就诊的男士都应该知道的。

1 阳痿就诊前有哪些注意事项?

（1）在一周之内应尽量避免服用治疗阳痿的药物，以免影响对阳痿病情的判断。

（2）就诊前两天不宜进行性生活或自慰。因为年龄较大的患者射精后有较长的不应期，会影响一些检查的准确性。

（3）肥胖或家庭成员中有糖尿病、高血脂等患者，如果要做空腹血糖、血脂、肝肾功能检测以及内分泌测定，就诊前1天避免食高糖、油腻的食物，饮食以清淡为宜，检测睾酮也要取早晨的样本，检查前应空腹。

（4）最好夫妻一同前来就诊。妻子可补充一些情况，对诊治阳痿有不可替代的作用。妻子的支持有助于阳痿的治疗。

（5）做到有备而来，在去医院之前最好把要说的几点写在纸上，这样您就能够简单明了地说明病情，以避免由于紧张造成叙述不清。

（6）带上病历。治疗阳痿最重要的是找出原因，有些看似"无关"的慢性疾病，如糖尿病及其治疗药物往往是致病的"元凶"。因此，就诊时带上以往的病历本，让医生了解既往病史和用药史以及做过的检查和治疗等，以便协助医生确诊。

（7）患者应正确对待疾病，克服羞涩心理，要毫无隐藏地把自己阳痿的发生、发展过程及与之相关的问题讲述给医生听，使医生能掌握更全面、更详尽的资料，以便做出正确的诊断和治疗。而且医生都会遵守职业道德，为患者严格保密，维护患者的隐私权。就诊时应向医生详细讲述性生活史、房事频率、持续时间等。

② 阳痿就诊流程是怎样的？

（1）首先医生需要对患者采集详细的性生活史和IIEF-5表（表1，第2页），进行勃起功能评分。然后进行体格检查，确定患者身体的基本状况。

①有外伤或相关手术史者，需进行神经肌电检测，找到病因后进行药物治疗、负压治疗、盆底肌治疗、阴茎助勃器等治疗，并进行愈后随访。

②未发现有外伤或相关手术史进入第二检查流程。

（2）进行血压检查、血常规检查、尿常规检查、B超检查、夜间勃起检查（NPT）。

①有生殖道感染表现与前列腺液异常的患者进行淋球菌培养、衣原体检测、支原体培养并进行相对的治疗。

②夜间勃起检查（NPT）正常则进入第三检查流程。

③夜间勃起检查（NPT）不正常则进入第四检查流程

（3）夜间勃起检查（NPT）正常的阳痿患者进行胆固醇、血脂、血糖、性激素、甲状腺、肝功能、肾功能检查，心理障碍评估。完毕后根据检查结果进入原发病ED治疗流程。

（4）夜间勃起检查（NPT）异常的阳痿患者进行阴茎彩色双功能多普勒超声检查（CDDU）。

①阴茎动脉血流速（PSV）异常的患者为动脉型ED患者，进行药物治疗、负压治疗、手术治疗、阴茎助搏器等治疗。

②阴茎静脉血流速（EDV）异常的患者进行阴茎海绵体造影检查以确定是否为静脉性ED。根据结果采取口服药物治疗、负压治疗、阴茎静脉结扎治疗、阴茎助勃器等治疗方案。

3 哪些检查可以确诊阳痿？

阳痿的明确诊断对于阳痿的治疗非常重要。阳痿的诊断过程包括了解病史、查体、实验室检查及特殊检查四项。有些患者同时要进行一些相关的辅助检查或试验，以便于更明确地了解阳痿的病因。但并不是每位阳痿患者每项检查都必须做，医师可根据患者的症状和病因选择具体检查项目。具体来说，有助确诊阳痿的检查分为以下几个部分。

（1）**心理学检查**　进行心理方面的调查、问答评分，以帮助明确是否为功能性阳痿。如采用明尼苏达多项人格测验（MMPI）鉴别心理性阳痿。虽不能作为阳痿的重要诊断依据，但对阳痿患者的心理了解是有帮助的。

（2）**神经系统检查** 神经系统检查有两个目的，一是检查勃起功能障碍有无神经性的因素，二是判定神经的病变部位和性质，以区别功能性和器质性阳痿。

（3）**心血管功能的检查** 如心功能测定、心电图等，以了解心肌耗氧量、每分心输出量、有效循环血量、血管弹性系数及总外周阻力，帮助诊断血管性阳痿。

（4）**实验室检查**

①血液检查：包括血常规检查以及静脉血的生化检查，如包括肝、肾功能，血糖，血脂，血浆皮质醇等。

②尿液检查。

③前列腺液、精液的化验检查。了解有无前列腺炎症和精液情况。

④性激素（如 FSH、LH、PRL、T 等）水平测定，其中男性雄性激素睾酮（T）的高低对勃起功能及性欲的强弱有主要影响，检测性激素水平有助于内分泌性阳痿的诊断。

（5）**夜间阴茎勃起试验** 包括邮票试验、阴茎硬度测试环、Rigscan 硬度测试仪等，是鉴别心理性阳痿和器质性阳痿最好的非损伤性方法之一。

（6）**阴茎海绵体压力测定** 是诊断静脉性阳痿的有效方法。

（7）**阴茎血管彩色多普勒超声检查** 是可信度高、侵袭性小，且重复性好的阴茎血流检查方法，是诊断血管性阳痿的一线检查方法。

（8）**阴茎海绵体血管活性物质注射术** 通过药物诱导阴茎勃起试验，以评价阴茎海绵体血管平滑肌的舒缩情况及血流动力学变化，用于鉴别心理性阳痿和器质性阳痿。

（9）**阴茎海绵体造影** 适用于怀疑有静脉痿者。

（10）**阴茎动脉造影术** 是较为精确的检查方法，用于了解阴茎动脉病理变化，是评价阴茎动脉供血异常的定位和定性的主要方法。

（11）肌电图测定球海绵体肌反射　诊断神经性阳痿时的检查。

 发现患有阳痿是否需要手术治疗？

出现阳痿要不要手术，要根据阳痿病情而定。目前心理性阳痿不用手术治疗，只有少部分器质性阳痿经药物等治疗无效的重度勃起功能障碍者需要采用手术治疗。特别是随着 PDE5 抑制剂（"伟哥"）广泛应用和对勃起功能障碍发病机理了解增多，外科手术治疗阳痿的病例逐渐减少。其中对于血管性病变引起的阳痿可行血管外科手术治疗。血管性阳痿主要有动脉供血不足、静脉过度引流和动静脉瘘三种，尤以动脉供血不足为常见。阴茎动脉重建术和静脉阻断术可解决部分因血管异常导致的勃起功能障碍，但是手术适应证针对性较强，对于内分泌性、神经性勃起功能障碍等完全无效；而且即使针对血管性勃起功能障碍，也不能完全保证患者术后近期全部有效，远期有效率也会随着术后时间的增加而逐渐降低。

 目前手术治疗阳痿有哪几种方式？

针对阳痿不同的病因，目前手术治疗阳痿有以下四种方式。

（1）**动脉血管重建术**　动脉血管重建术的最佳适应证是年轻的动脉性勃起功能障碍患者，这种动脉性勃起功能障碍多是由于骨盆或阴部外伤引起，并无全身性动脉硬化症、内分泌性及神经性因素。如伴有血管危险因素如严重糖尿病、高脂血症、重度吸烟或其他弥漫性海绵体病变，不适宜做血管重建术。同时应当排除年龄大于 60 岁以及患有高血压病、陈旧性心肌梗死、既往有心脏或大血管手术的患者。手术并发症包括龟头水肿、坏死、伤口感染、尿潴留、龟头感觉改变等。手术效果差异较大，近期有效率为 40% ～ 80%。虽然远期效果不佳，但手术价值仍存在，最起码可以恢复自发勃起并使假体植入延迟。

（2）**静脉结扎术** 对于静脉性阳痿，阴茎静脉结扎手术的目的是增加血液回流的阻力。远期疗效随时间的延长而呈明显下降趋势。常见的手术方法包括：①阴茎背深静脉结扎术；②阴茎海绵体脚静脉结扎术；③阴茎海绵体静脉结扎术；④尿道海绵体剥脱术；⑤双髂内静脉结扎术。

（3）**假体植入术** 对于阴茎海绵体纤维化或严重的血管病变所致的阳痿患者，阴茎假体植入术是唯一的选择。阴茎假体植入术是一种治疗顽固性器质性阳痿的手术。阴茎假体植入手术复杂，价格昂贵，可能出现术中穿孔、放置不合适、术后感染及机械性故障等并发症，因此，要严格选择手术适应证。

（4）**内分泌腺手术** 如下丘脑及垂体肿瘤、男性女性化皮质醇增多症及甲状腺功能亢进症等，手术治疗都有助于性功能的恢复。

6 得了阳痿是看中医还是看西医？

西医对阳痿治疗的主要目的是恢复阴茎勃起的持续时间，重在质量的提高，并非简单地增加勃起次数。随着有关阳痿研究的不断进展，目前已有多种有效的治疗方法可供选择：一线治疗方法为心理治疗、口服药物等无创性治疗方法；二线治疗方法为阴茎海绵体内药物注射疗法（ICI）、经尿道给药和真空负压装置治疗（VCD）；三线治疗方法为阴茎假体植入术和血管手术疗法。

中医药治疗勃起功能障碍积累了丰富的经验。中医治疗阳痿手段丰富，方法多样（内治法、外治法、内外兼治法），既有在中医理论指导下的辨证遣药，又有治痿专方研究以及单方加减治验；既有药物治疗，又有针灸、外治、按摩等数法并用的治疗。

中西药各有优势，如西药起效时间快，作用于局部；中药起效相对慢，作用于全身整体，疗效持久。现代研究证实治疗阳痿的大部分中药有类雄激素样作用，在治疗勃起功能障碍的同时，有提高性欲的作用，对有阳痿且合并有性欲低下的患者，治疗更有优势。

中国中医科学院西苑医院男科郭军教授经过多年的潜心研究和细致总结对阳痿的治疗提出了"西药治局部，中药调整体"的治疗思路。即针对就诊的阳痿患者在明确诊断的前提下，首先酌情选择 PDE5 抑制剂，使患者有一个显著的勃起反应，增强患者的自信心，同时运用中医辨证地选择"补肾活血""疏肝活络""健脾祛湿"等治法对患者进行全面的调理，最终使患者达到不仅"起的来"还能"坚持住"的治疗效果。

7 阳痿患者存在哪些错误认识？

错误 1 阳痿是由"肾虚"引起

阳痿有心理因素、全身性疾病因素、药物因素，也有器质性病变因素，出现了阳痿首先应找出原因。即使按中医的观点来看阳痿，也有"情志致痿""邪阻致痿""肝脾致痿"等各种情况，因此，不可一概认为阳痿皆肾虚，也不能一见阳痿就补肾。

错误 2 认为自慰必然会引起阳痿

毋庸讳言，自慰是青少年常有的行为，的确有一些人担忧自慰会诱发阳痿，事后也真的有人发生了阳痿。但现代医学已经阐明，此类阳痿的发生，从本质上讲并非是由于自慰损害了性器官，而恰恰是长期自慰招致的精神与心理因素作怪。事实上，自慰者心理活动十分复杂，往往处于焦虑、内疚、抑郁、不安之中，这种不健康的思维活动会妨碍性功能正常发挥。然而，即使是一个长期自慰者，只要能解除上述种种精神"疙瘩"，未必就会发生阳痿。

错误 3 频繁遗精必然会致阳痿

有人认为频繁遗精大伤"元气"，性功能就会随之丧失殆尽。其实，这种顾虑是完全多余的，健康未婚男子每月遗精 1 ~ 4 次属正常，5 次以上则可能与生殖泌尿器官炎症或某些生活因素有关，例如穿紧身裤、夜间睡眠局部太热、白天过分劳累等。但现代医学已经明确，遗精与阳痿之间没有必然的联系。

错误 4　前列腺炎必然导致阳痿

前列腺炎患者在性生活中会出现某些不适或障碍，但大多不会直接导致阳痿，即使前列腺做过手术，也要视手术情况而定，并不一定都会出现阳痿。

错误 5　早泄发展到后来必然会演变成阳痿

有些人开始表现为早泄，没有接触或刚接触女方不久即发生射精，后来发展为连勃起也不行了。从医学角度分析，这样的情况往往还是心理因素在作怪。由于发生了早泄，自己感到不满意，愧对妻子，十分内疚。有的妻子流露出不满情绪，嘲笑、抱怨，无形中给丈夫一种巨大的压力。这种错综复杂的心理状态以及精神压力的确有可能影响性功能。倘若在发生早泄阶段即得到有效治疗，或意志坚强或抱无所谓态度者，或者妻子根本不介意，那么他们就不会发生阳痿。如今，现代医学也没有发现早泄与阳痿之间存在某种必然的联系。

错误 6　阳痿了就不能生育

有些男性容易将阳痿与不育症直接联系起来，担心一旦患上阳痿，就会绝后，引起不育症。阳痿患者阴茎难以勃起，无法正常完成性生活，对生育下一代肯定会造成一定的困难。但阳痿并不等于不能生育。男性不育症的原因较多，而患有阳痿的人仅仅是性功能的异常，只要男性睾丸功能正常，就可以有正常的生育力。阳痿患者只不过是因为不能完成性生活，无法在阴道内完成射精，进而使得精子与女方的卵子无法结合形成胚胎而致不育。只要有生育力，严重的阳痿患者仍可借助人工授精等辅助生育的手段解决不育的烦忧。

错误7 老年人必然出现阳痿

诚然，老年人的勃起功能相对年轻人要弱一点、慢一点，但是，一个身心健康的老年人终身都会有性需求和性功能，阳痿不是老年人必然出现的结果。

错误8 烟酒不会导致阳痿

不少人误以为烟酒不会导致阳痿，有些人甚至认为酒可助性。事实上据调查，吸烟人群的阳痿发生率是不吸烟人群的 2 ~ 3 倍，而长期大量地饮酒还可以损害性功能。

错误9 认为只要做好护理就能治愈阳痿

阳痿的发生的确与不良生活习惯有关，因此很多患者认为，发生阳痿后，只要做好生活中的护理，远离不良习惯，就能不药而愈。却不知，虽然不良生活习惯会引发阳痿，但并不是所有的阳痿都是这个原因，器质性疾病的影响、心理因素等都可能引发阳痿，对这类患者，必须采取针对性的治疗，才能保证疗效。做好生活中的护理，有助防治阳痿，还需进行心理、药物等正规治疗，最终治愈阳痿。

错误10 治疗阳痿是男人自己的私事，与妻子无关

男人患了阳痿，除应及时找医生诊治外，更重要的是妻子的配合，她的态度直接关系到阳痿治疗的预后。夫妻关系、妻子的态度既可影响性功能，导致阳痿，也可有助阳痿的治疗，可谓是水能浮舟，亦能覆舟。临床经验显示，夫妻一起接受治疗或咨询，妻子的鼓励、配合可以使治疗事半功倍；若是男性独自求医，没有妻子的帮助，而女方采取旁观、不配合的态度，那么将不利于阳痿的治疗，增加治疗难度。所以，只有夫妻共同参与阳痿的治疗，把婚姻关系作为一个整体来处理，才可能取得疗效和巩固疗效。

错误11 阳痿与心理因素无关

据调查发现，心理性阳痿是由心理因素造成的，器质性阳痿多伴有心理因素，可以说心理因素是引起阳痿的主因。对于心理原因造成的阳

痿，当然应该从"心"治疗，恢复对性能力的自信。

错误12 阳痿是单纯的局部疾病，与全身疾病无关

除心理性阳痿外，还有些阳痿是由于某些器质性病变引起的，如糖尿病、心血管疾病和肾脏疾病等都可导致阳痿，甚至是某些慢性病的早期症状。对于因疾病引起的阳痿，要积极治疗原发病。

错误13 经常吃治疗阳痿的西药最终会无效还会伤肾

针对勃起功能改善方面，目前国际公认的第一线治疗是口服药物PDE5抑制剂（即伟哥类药物）。许多患者怀有抵触心理，担心长期服用会增加耐药性，甚至会影响身体健康。PDE5抑制剂特异性地作用于阴茎局部，必须有男女双方的性刺激才能起效，对全身系统无损害。这是因为PDE5抑制剂在人体内主要通过肝脏代谢，95％左右的成分都经过粪便排出体外，只有极小部分经过肾脏代谢，对肾脏不会有损害。长期吃的话，可以改善血管内皮细胞的功能，也不会危及生命。而且半衰期最长的也不过17.5小时，36小时后完全代谢，不会有肝脏损害，不会有肾脏损害，所以相对说还是比较安全的一个药物。并且此类药物不像其他慢性病药品，不必每天服用，需要时才服用，并不会引起耐药性。

8 阳痿患者要注意避免什么？

（1）**乱用保健品** 有些人出现阳痿后，宁用保健品也不用正规药品，而市场上不少所谓的"保健品"违规添加了西药成分，剂型非常不稳定，有时剂量非常大，有时却非常小，长期服用会对健康造成很不利的影响。对于保健品也应当严格掌握其应用范围，千万不能滥用，在不该使用、不需使用时使用了，致使身体负重运行，消耗了大量体能和精力，产生过分的疲劳，势必影响正常的工作和生活。

（2）**有病不治，"性待业"** 阳痿多在中年以上的人群发生，部分患

者并不认为这是一种疾病，多认为这是一种自然衰老现象而不予理会。认为人老了，必然会发生性功能障碍，而且也治不好。还有相当一部分患者抱有这种心理：即便是得到治疗也不能像以前一样自由、从容地进行性生活了，所以干脆放弃治疗。有些患者自己买药乱吃，疗效不好，就认为治不好而放弃。

（3）**不良习惯不改变**　一些不良的习惯如过度烟酒、熬夜、疲劳、高脂饮食等均可引起阳痿。如果在治疗阳痿过程中不改变以上不良习惯，那么阳痿的治疗只会"事倍功半"，甚至"毫无建树"。

（4）**阳痿就是阳虚，多吃补肾壮阳的药**　错误地认为得了阳痿就是肾亏，以致不少患者滥用"壮阳"药。其实，阳痿与阳虚不能画等号。中医认为，肾阳不足、肾精不足、湿热下注等均可引起阳痿，在治疗肾阳不足引起的阳痿时，服补肾壮阳药对阳痿症状会有一定的疗效；然而在治疗其他原因引起的阳痿时，服用补肾壮阳药不仅对病情无效，而且引发了口舌生疮、牙龈出血、口干舌燥等副作用。因此，不是服用了壮阳补品就能提高性欲和治疗阳痿，阳痿必是"肾虚"的看法必须纠正过来。

（5）**阳痿了应该禁欲，有利于健康**　很多人认为，频繁过度的性生活可导致阳痿，问题一旦出现，从此以后就不能自由、从容地进行性生活了，甚至有必要放弃性生活。持久的"性沉睡"可能导致性无能，使自己失去男性的魅力及阳刚之气，对生活兴趣下降，易导致情绪反常，严重时会导致婚姻危机。其实，适度的性生活可以让阴茎充血，丰富的血液循环为阴茎组织提供足够的营养，对阴茎血管内皮细胞等是有益且必须的，长期禁欲会导致阴茎组织营养不足，从而加重阳痿。

9 阳痿后应该如何积极应对？

（1）**及时就诊**　男性出现阳痿确实是很丢面子的问题，但是讳疾忌医的话就只会危害自己。根据调查，每位阳痿患者平均要等待 22 个月才可能去看医生。阳痿可能是糖尿病、高血压和心脏病等多种慢性疾病的先兆症状，如果出现阳痿症状，不及时就诊，可能会延误疾病的诊治。当出现阳痿时，争取早期治疗，切忌隐瞒病情。

（2）**积极配合医生**　在治疗阳痿过程中，患者应遵照医嘱，积极配合医生进行治疗。因长期房事过度，沉浸于色情，频繁自慰引起阳痿的，应当减少或禁忌房事或自慰。纠正不良嗜好，如戒烟酒、避免过劳等，以便更好地配合医生进行治疗。

（3）**坦然面对阳痿**　压力过大是不利于阳痿治疗的，不要背负患有阳痿就不是"真男人"及得了不治之症的包袱。其实，阳痿在世界范围内为常见病、多发病，并且与高血压、心脏病一样是普通疾病。随着医疗水平的进步，绝大部分阳痿患者是能够恢复健康的。因此，要坦然面对，不要回避，放下思想负担，和妻子一起去医院寻求医生的帮助。

（4）**夫妻同治**　性生活是男女双方的事，要重视伴侣之间的交流。男人患了阳痿以后，除应及时找医生诊治外，更重要的是需要妻子的参与配合，女方的谅解、安慰、鼓励和配合尤为重要，妻子的态度直接关系到阳痿的预后。作为生活中携手并进的伴侣，妻子会最先体查到丈夫的微妙变化，这时候，妻子要理智地对待丈夫出现的问题，既要充分重视，也不能过分夸大，调整好心态，试着和爱人一起解决。丈夫患阳痿后容易产生一种"危机感"，每逢性生活时，心理上都会有一定程度的紧张。不良精神因素会进一步加重阳痿，同时阳痿又加重这种焦虑，形成恶性循环。所以，妻子切不可指责、抱怨男方，冷言冷语地伤害或轻视他，这样会使丈夫更为紧张，以致失去信心而加重病情。妻子要体谅丈夫的苦衷，从精神上安慰他，帮助其树立战胜疾病的信心，共同找出失败的原因，协助查找病因，排除思想上的恐惧紧张，使丈夫精神振作起来，心情开朗高兴，使病情早日康复。

（5）**要树立战胜疾病的信心，不能悲观失望**　阳痿并非不治之症，只要明确病因，心理性阳痿经心理治疗和服用中西药，如"伟哥"（PDE5 抑制剂）等药物是可以治愈的。器质性阳痿采用对因治疗以及药物等治疗，对大多数阳痿患者是有效的。对其他方法无效者，可采用手术治疗。

10 阳痿患者要克服哪些心理障碍？

（1）**焦虑紧张心理**　焦虑是导致心理性阳痿的重要病因，患者常常由于担心性交失败，思想上背了包袱，当准备性交时，思想上的顾虑立即出现，以致阴茎不能满意勃起，如此恶性循环，病情加重。所以此类患者，应积极向相关科室大夫进行心理咨询，并充分了解性生活知识，逐渐消除顾虑，平时多对自己进行积极的心理暗示，如经常对自己说："我没有问题，我会成功的""这次不行不要紧，有了经验慢慢就会成功的"等话。树立战胜疾病的信心，最终改善病情或治愈。

（2）**抑郁心理**　有些人，尤其是中年男性，由于身体或生活、事业、家庭等原因，容易出现抑郁的心理，导致性功能减退，而发生阳痿后又可引起焦虑、自卑、夫妻失和等，这些都容易导致抑郁。阳痿和抑郁症相伴而生，互为因果，形成恶性循环。不论是阳痿引发的抑郁，还是抑郁造成的阳痿，都可以经过规范治疗来改善。

（3）**治不好的心理**　有些阳痿患者，没有针对自己的切身情况而购买了一些补肾壮阳的药物，吃了之后不能改善性功能，就担心疾病难以治愈。殊不知这是患者治疗不正规所致。其实只要认真对待，早期干预，在正规医院就诊，进行个体化治疗，治疗阳痿并非难事。对心理性阳痿采用心理治疗，配合药物治疗，如采用一线治疗药物 PDE5 抑制剂和中药辨证论治等，是完全可以治好的；对器质性阳痿采用对因治疗，大部分患者都可改善，对少数药物治疗效果不明显的，还可采用手术治疗。

（4）**自卑和羞怯的心理** 自卑及羞怯心理常常是阳痿患者就医的绊脚石，因阳痿关系个人隐私，部分患者觉得"尴尬""不好意思"，因而影响积极就医。其实阳痿也是疾病的一种，和其他别的疾病一样需要正视，应该去正规医院治疗，没有什么可隐讳的。保护患者的隐私是临床医生的医德所要求的。所以患者如有不方便告诉爱人、父母自己的"私人问题"，可以告诉医生、大胆向医生倾诉自己的苦恼，医生会尽心尽力为患者解除疾病痛苦。

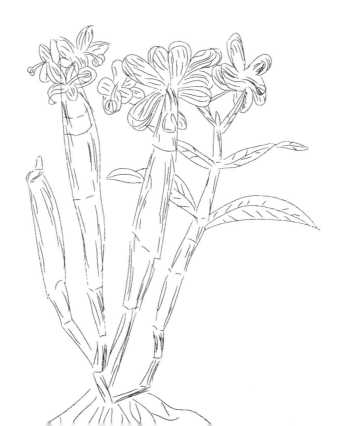

第四章

心理性阳痿的治疗措施

引言　　很多人认为阳痿的治疗就是吃PDE抑制剂（"伟哥"），这是非常错误的观念。阳痿是个非常复杂的身心疾病，因此弄清楚阳痿的原因，对治疗措施的选择起着关键作用。任何疾病因病因、发生过程等不同可分为不同类型，阳痿也不例外，对"痿的分类"进行评估，能进一步明确疾病类型，指导治疗，因此，不可盲目投药。目前最常见的是心理性阳痿，了解心理性阳痿的成因及当前的治疗方式，对阳痿患者顺利就医尤显重要。

1　心理性阳痿有什么特点？

心理性阳痿临床比较多见。其临床表现特点如下。

（1）起病突然，有时患者可以指出具体日期，有间歇性或较大的波动性，经过治疗容易恢复。

（2）多有精神心理创伤史，如恐惧、焦虑、抑郁、社会或家庭压力等，有内疚感、自卑感，缺乏自信心等。

（3）夜间或清晨能充分勃起，但性交时勃起困难或勃起时间短。

（4）无影响勃起功能的疾病，如糖尿病、神经血管性疾病等；无服用影响勃起药物史。罂粟碱等血管活性药物试验正常。

（5）一般体检及生殖系统检查正常。

（6）内分泌检查（FSH、LH、T、PRL）均在正常范围。

（7）神经系统检查包括神经肌电图等检查均正常。

（8）心理或行为方法治疗显效。

 心理性阳痿的心理治疗到底是怎么一回事？

俗语说"心病还需心药治"，对于心理原因造成的阳痿，当然应该从"心"治疗，恢复对性能力的自信。要正确认识阳痿，阳痿并不是不治之症，精神性或心理性阳痿是暂时的，随着精神性和心理性问题的解决，加上一些必要的药物治疗等措施，是完全可以治愈的。但由于阳痿与不良心理多会形成恶性循环且逐步加重，所以无论何种阳痿，若不克服不良心理，其治疗效果往往不是很理想。由于心理因素是造成心理性阳痿的主要原因，而器质性阳痿也都存在不同程度的心理因素，故心理性因素是临床每个阳痿患者都可能遇到的原因，由此可见，心理治疗无论对心理性或器质性勃起障碍都显得极为重要。另外，各种药物及其他辅助治疗也必须和心理治疗相结合才能发挥更好的效果。

（1）对心理性阳痿者的"心病"要分别施以不同的"心药"，即语言开导。语言开导是主要手段，最终通过认知疗法改变患者对性活动的不良认知，克服内疚感和失败感，从而达到逐步克服阳痿的目的。首先，要为患者严格保密，使之消除顾虑，畅所欲言，并在特定话题下给予启发。然后，在此期间，由男科医生或心理治疗师同患者夫妻一起探讨阳痿的病因，了解病情发展的过程，给予正确的性指导，纠正错误的性观念和性知识，增进夫妻间的性交流，改善夫妻关系，消除不和谐因素；避免疲劳性交和性交干扰。

（2）性行为疗法消除焦虑。焦虑是导致心理性勃起功能障碍的重要病因，患者常常由于担心性交失败，思想上背了包袱，当性生活开始，准备性交时，思想上的顾虑立即出现，以致阴茎不能满意勃起，如此恶性循环，病情加重。因此，可通过实施肌肉松弛技术和系统脱敏技术，即在医生的指导下，阳痿患者运用意念的能力使自己全身心进入放松状态，然后肌肉完全松弛下来，心理也变得平静、冷却下来，把恐惧和焦虑完全压制，精神处于松弛状态，才能引起正确的性认识、性观念，为消除阳痿提供基础和前提。

（3）性心理治疗最好夫妻双方共同参与进行。心理性阳痿患者往往最担心妻子抱怨、反感，因妻子反感而形成的恶性循环是治疗的最大障碍。因此，要使患者摆脱不良情绪，打破"恶性循环"，最需要的是妻子有爱心和耐心，不要把丈夫看成患者，更不能把他看成"废人"，不要有"无能为力"的表示。问题发生在丈夫身上，但解决问题的钥匙却在妻子手中。一种持续的、发自内心的温存体贴，才是心理性阳痿最有效的治疗方法。这是因为：第一，性活动是夫妻双方共同参与的行为，性生活不协调是双方的问题，不应该责怪任何一方，双方共同参加治疗可使患者减轻心理压力，更好更快地恢复。第二，不能认为性生活仅仅是性交，还包括双方的语言交流、爱抚、亲吻、拥抱等非性交的情感交流，过分注意勃起功能就会失去性生活的自然性和乐趣。第三，出现性功能障碍是常见的，决不意味着治愈无望，更不能产生埋怨、焦虑与不满情绪。

3 行为疗法是什么？如何进行？

行为疗法是通过夫妻双方的相互配合，以循序渐进的方式对生殖器性感带进行集中训练，反复刺激达到勃起的方法。

性感集中训练是目前心理性勃起功能障碍最重要的治疗方法，适用于几乎所有性功能障碍的治疗。其目的在于解除焦虑，增进夫妻间的沟通与交流，提高从语言交流到非语言交流的技巧，逐渐改善夫妻关系和性功能。该训练应在安静舒适的条件下进行，双方应创造一种相互理解和温馨的氛围，不要谈论与治疗无关的话题。训练过程要循序渐进，千万不要性急，一旦对某一阶段的练习不能适应或出现抵触，就应退回上一阶段的训练，直到能很好耐受为止。治疗必须持之以恒，锲而不舍，否则会前功尽弃。性感集中训练主要分如下几个步骤。

（1）**改善双方对性的认识和缓解焦虑** 夫妻双方认真了解性生理与心理知识、男女性反应特点和性行为方式等。夫妻在此期间要分居，不能性交，以消除性交失败造成的焦虑。该过程需要 3 ～ 5 天。

（2）**非生殖器官性感集中训练** 上一步骤完成后，夫妻双方裸体，相互触摸、爱抚、亲吻，体验和提高身体的感受性，但不要触及生殖器官，尽量做到放松，消除紧张与恐惧心理，鼓励双方多交流，特别是非语言的交流，让对方了解自己躯体的性敏感区，力求通过相互爱抚激发性感，逐渐过渡到激发性欲。训练一般持续 20 ～ 30 分钟，最后夫妻双方搂抱在一起结束。训练目的在于提高身体各部分的感受能力，重点体验爱抚身体带来的快感，而不是满足性交需要，所以也不能性交。如此反复训练，每周 2 ～ 3 次。

（3）**生殖器官性感集中训练** 经过 1 ～ 2 周的非生殖器官性感集中训练，患者可以开始生殖器官性感集中训练，此时以触摸和爱抚性器官为主，但仍不要性交，达到"神交而体不交"，体会身心的欣快感，把性感集中到性器官上，以消除对性行为的恐惧、不安和压抑感，自然达到性唤起，如在训练中出现阴茎勃起，则立即停止刺激，等勃起消退后再次爱抚和按摩性器官，训练可选在男方反应最强的清晨时进行。在互相抚摸性器官时应以非言语暗示为主，少讲话，以免冲淡愉快的享受。如此1～2周训练可使患者进一步消除恐惧感，唤起性反应，逐步树立正常勃起的信心。

（4）**阴茎插入训练** 本阶段训练的目的是使阴茎插入阴道并维持勃起。采取女上位姿势进行试探性的性交活动。在阴茎插入阴道后，夫妻双方不做任何抽动，保持阴茎勃起状态，尽量感受插入阴道的快感；当阴茎变软时，女方可收缩阴道或稍许上下移动摩擦阴茎，以便维持阴茎的勃起。反复训练可使女方阴道容纳时间逐渐延长。阴茎变软时也可令其自然脱出，由女方重新刺激，使其勃起坚硬后再放入阴道内。如此训练至有满意的勃起，最后过渡到阴道内抽动阶段，仍采取女上位并由女方先活动，当达到相当的兴奋后男方再活动，先慢后快，不断增强活动的幅度，直到达到性高潮射精，完成性交。往往经过1～2次性交成功后，心理性勃起功能障碍即可获得痊愈。

 哪些西药可治疗心理性阳痿？

药物治疗是治疗心理性阳痿的一线治疗方法。近年来口服药物治疗阳痿的成功，明显提高了心理性勃起功能障碍的治疗效果。

（1）**PDE5 抑制药** 对不同年龄、不同病因及不同严重程度的阳痿患者都有效，尤其对心理性阳痿患者的疗效最佳。

（2）**育亨宾** 治疗阳痿有效率为46%，但仅仅一半能够性交。对心因性勃起功能障碍有一定的疗效。

（3）**酚妥拉明片** 该药主要用来治疗心理性勃起功能障碍和轻度的器质性勃起功能障碍，口服后30分钟达最大效果。副作用有鼻塞、轻度头痛和低血压。多与其他类型药物（如PDE5抑制药）联合应用以加强疗效，单独应用的适应证不多。

中医药是怎样治疗心理性阳痿的?

中医药治疗阳痿积累了丰富的经验。中医以辨证论治为主,常见的主要证型如下。

(1)**肝气郁结** 多见于功能性阳痿,患者多性格内向,或心理压力较大,或有精神创伤病史。常突然发病,症见阳道不举,或举而不坚,难行房事;并有情绪抑郁,或焦虑不安,或郁怒寡欢;或伴有胸胁满闷,脘腹饱胀,善太息等。舌质偏黯或正常、苔薄白,脉弦或弦滑。治法为疏肝解郁,通络兴阳。

(2)**阴虚火旺** 多见于素体阴虚或性欲亢进,房事过频者。欲念频萌,阴茎有勃起,但举而不坚;夜寐不实,多梦滑精;五心烦热,腰膝酸软,头晕耳鸣,口干而不多饮;舌质嫩红、苔薄黄,脉细数。治法为养阴清热。

(3)**惊恐伤肾** 多有大惊卒恐史。骤然发病,阳事不兴或举而不坚,腰酸尿频,梦遗滑精,心悸易惊,胆怯多疑,精神恍惚;舌质略淡、苔白,脉形散乱或其动如豆。治法为镇惊安神。

(4)**肝经湿热** 多见于酗酒之人或有慢性生殖系炎症患者。起病缓慢,阳道萎软,举而不坚;少腹拘急,腹股沟或会阴部酸胀,小便余沥不畅,或有尿急、尿频、尿痛;阴囊潮湿,口苦咽干。舌质红、苔黄腻,脉弦数或弦滑。治疗以清热利湿为主。

(5)**瘀血阻滞** 勃起不坚,阴茎根部坠胀,会阴胀痛,局部青紫压痛,面色晦暗;舌质青紫或有瘀点,脉沉涩。治法为活血化瘀通络。

笔者根据中医学整体观念和精气神理论,认为精是阳事勃起的物质基础,气是阳事勃起的动力,神是阳事勃起的启动因素,强调本病是身体整体失调的局部表现。据临床大量观察发现,阳痿患者多伴有眼圈发黑、面色少华晦暗、精神不振、气短乏力,诸症均是精亏、气虚、神乏的表现。因此在治疗本病时从整体出发,制订治疗方案:调节整体,突出局部，确定了以脾肾为核心的治本原则。

 妻子有必要参与心理性阳痿的治疗吗？

在心理性阳痿的治疗中，妻子的作用不能忽视，妻子的积极参与有助于心理性阳痿的治疗。妻子要在精神上安慰丈夫，在生活中关心、体贴丈夫，不可有埋怨情绪。如果妻子在进行性生活时能积极主动一些，如主动亲吻、拥抱、抚摸丈夫，或直接刺激丈夫的性敏感区，则可大大提高丈夫的性兴奋程度，有利于其阴茎的勃起。

心理性阳痿患者日常护理有哪些特殊需求？

（1）频繁自慰引起的阳痿，首先是要戒除自慰。害怕怀孕者应采取避孕措施以消除恐惧、担心。

（2）婚后青壮年之阳痿，若纵欲无度者，应先节制性交，调养精神，适度锻炼，在医生指导下服药，阳痿可愈。

（3）树立信心，才能消除对性生活的焦虑与恐惧。男方应以轻松愉快的心情来对待性生活。把性生活看成是一次愉快的游戏、一次娱乐，心情会自然轻松得多。患者要打消各种思想顾虑，使性生活在没有任何精神负担的前提下得以完成。在进行性生活时，男性要充分放松自己的精神，避免将注意力集中在阴茎能否勃起的念头上。而且，男性不要在进行性生活时考虑不愉快的事情，应集中注意力去体会妻子的温情。

（4）培养良好的生活习惯。正确有效地安排作息时间，避免熬夜和过度疲劳，保证睡眠充足；合理的膳食营养；戒除过量吸烟和酗酒习惯；积极从事体育锻炼，增强体质，缓解精神紧张及压力。散步、慢跑、做健身等都是很好的运动方式。

心理性阳痿还有哪些治疗措施？

除了心理治疗和中西药物治疗，还有以下治疗措施。

（1）**海绵体血管活性物质注射（ICI）** ICI曾经是治疗心理性阳痿最有效的方法之一。临床最常用的药物有罂粟碱、酚妥拉明、前列腺素E1（如前列地尔）等。

（2）**经尿道给药治疗（MUSE）** 是一种全新的治疗勃起功能障碍的方法。经尿道给药后，药物从尿道海绵体扩散至阴茎海绵体，使其松弛、血流增加，导致勃起。通常采用前列腺素E1（PGE1）来治疗。

（3）**体育疗法** 可安排黎明做五禽戏（图4-1），多做"鹿长行"动作（按四肢着地势。吸气，头颈向左转，双目向左侧后视，当左转至极后稍停；呼气，头颈回转，当转至面朝地时再吸气，并继续向右转，一如前法。如此左转3次，右转2次，最后回复如起势。然后，抬左腿向后挺伸，稍停后放下左腿，抬右腿向后挺伸。如此左腿后伸3次，右腿2次），共30分钟，然后慢跑20分钟。必须不间断地坚持锻炼，才能使气血通畅，促进阴茎勃起。

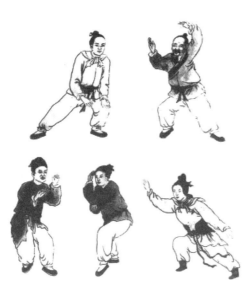

图4-1　五禽戏图

（4）**气功疗法** 气功有利于强壮身体，祛除杂念。

动作要领：双脚并立，脚掌用力着地，双腿用力向里挟。吸气时，双手握拳，用力提肛缩睾。吸足气后，舌尖抵上腭屏气，至憋不住气时，缓慢呼气，全身放松。调均呼吸，反复练习，每次5分钟，每日3

次。练完功后，身上有热感。

9 中医药有什么外治法治疗心理性阳痿?

（1）**外用兴阳药** 蛇床子、远志、蜂房、细辛、地龙等份，共为细末，每用少许，于同房前调涂阴茎上。

（2）**敷脐法** 茴姜散（小茴香、炮姜各5克，研末）加盐少许，用少许人乳汁或蜂蜜或鸡血调和，敷肚脐，外用胶布贴紧，5～7天换1次药。

（3）将淫羊藿、蛇床子、皂荚、马钱子、肉苁蓉、黑附片、丁香等份，研为细末，用白酒将药末调为干糊状，取药糊2克于命门穴处，外用胶布覆盖，每日换药1次，15天为1个疗程。

10 针灸疗法是怎样治疗心理性阳痿的?

针灸治疗心理性阳痿有较好的疗效，临床上按中医理论进行辨证论治，循经取穴（图4-2）。

（1）**肾气虚弱者** 取会阴、长强、肾俞为主穴，三阴交、曲骨、然谷、曲泉为配穴。会阴针1.5寸；针长强穴时，针尖向上与骶骨平行刺入0.5～1.5寸，局部多有痛胀，或放射至肛门部，古人在针此穴时，以大痛为度；肾俞穴刺1寸三穴在得气之后向左向右交叉捻转，用补法。配穴得气后左右交叉捻转用补法，留针5分钟。每次针主穴3个，配穴1～2个。隔日1次，7次为1个疗程。每次并用艾条雀啄灸会阴穴49次。

（2）**肝气郁结者** 取太冲、会阴、曲骨为主穴，行间、中极、急脉、太溪为配穴，先针太冲、行间、中极穴，泻法不留针。其他穴位平补平泻。隔日1次，10次为1个疗程。

（3）**惊恐伤肾者** 取胆俞、肾俞、长强、心俞、神门、阳陵泉等

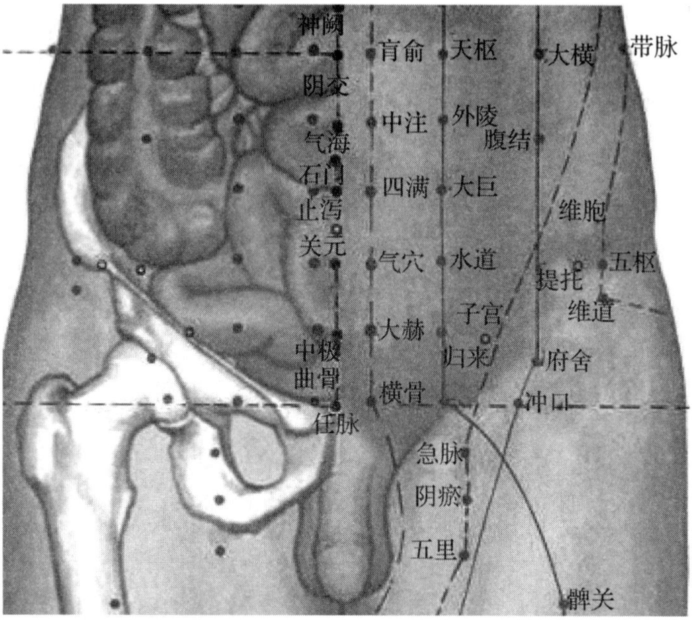

图 4-2　阳痿针灸取穴参考图

穴。以艾条雀啄灸胆俞、肾俞穴各 49 次；针长强、心俞、神门穴。长
强穴刺痛出针，心俞、神门穴捻转补法，阳陵泉穴深刺泻法。

（4）**针灸并用法**　取关元、中极、太溪三穴，针刺得气后留针，并
温针灸 3 ~ 5 壮；另取会阴穴以艾条温和灸与雀啄灸交替使用。

（5）**耳针疗法**　取肾、精宫、神门、内分泌等穴，每次选用 2 ~ 3
穴，可以治疗阳痿等。

（6）**电针**　关元、三阴交。交替使用，用低频脉冲电流，通电
3 ~ 5 分钟。

（7）**艾灸**　艾炷灸关元，用无瘢痕法施灸。每次 100 ~ 200 壮，每
周 1 次，3 次为 1 个疗程，疗程间隔 1 周。艾炷隔盐姜灸神阙，每次灸
10 壮，每日 1 次，10 次为 1 个疗程，疗程间隔 3 ~ 5 天。

11 推拿按摩是怎样来治疗心理性阳痿的？

推拿按摩是治疗阳痿的方法之一，通过穴位按摩，可提高性功能。

（1）按摩关元、气海、足三里穴（关元：脐下两寸处；气海：关元下一寸左右；足三里：下肢腓骨小头下三寸处，图4-3），每天晚上1次，每次约10分钟，1个疗程10～15天。一般一两个疗程可有一定的帮助。

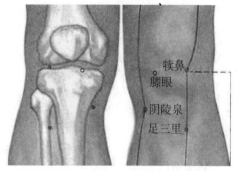

图4-3 足三里按摩取穴示意图

（2）患者仰卧，用掌根按神阙穴（肚脐正中），以脐下有温热感为宜，手法应柔和而深沉，时间约3分钟；再用鱼际按揉气海、关元、中极（神阙正下4寸），每穴各约2分钟；然后在气海、关元处用掌摩法治疗约3分钟，以小腹部有温热感觉为度。

（3）患者自我按摩 ①按摩涌泉：用左手按摩右足心涌泉穴约100次，再用右手按摩左足心涌泉穴约100次，每晚热水足浴后按摩效果更为理想。②按摩腹股沟：即用双手拇指、食指、中指指腹向阴茎根部方向自外向内对称按摩两侧腹股沟，按摩之力以轻柔舒适为度，左右各50次。③搓揉睾丸：以双手的食指、中指托住同侧睾丸的下面，再用拇指按压其上，轻轻搓揉两侧睾丸，其压力以睾丸不痛或微酸胀适度为宜，左右各约100次。④揉擦腰眼、腰脊、骶脊部：揉擦50次，使局部皮肤发热。⑤按摩小腹和全腹：顺、逆时针方向各100次，再用手掌由两肋向脐部推动50次。

局部按摩治疗阳痿一般于早晨醒来或夜晚临睡前由患者本人坐位或半卧位时进行，手法柔和，操作方便，通过局部按摩可促进血液循环，改善局部营养状况，调节局部性神经反射功能，从而促进阴茎勃起功能的改善，进而通过心理调节而达到治疗阳痿的目的。

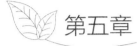

第五章
器质性阳痿的治疗措施

引言 不少患者就诊时，听医生说起过"器质性阳痿"，但对这种阳痿具体是什么不甚了解，而医生给予的专业解释让许多患者更是摸不着头脑。因此，普及器质性勃起功能障碍的相关知识，了解什么情况下会被器质性勃起功能障碍"看上"，对预防这种疾病显得非常重要。了解疾病的诊断流程、治疗方法以及对患者以后生活的影响，则能更好地让患者配合医生进行治疗，达到最佳效果。

1 何为器质性阳痿？

器质性阳痿由于器质性因素所致，表现为阴茎在任何时候都不能够勃起或勃起不坚。器质性阳痿包括血管性阳痿（分为动脉性、静脉性）、神经性阳痿、内分泌性阳痿。器质性阳痿占阳痿的 30% ~ 50%。

（1）**泌尿生殖器畸形** 先天性缺陷（如两性畸形、小阴茎、尿道上裂或下裂）；阴茎硬结病；阴茎折断后遗症；阴茎海绵体纤维化（阴茎异常勃起穿刺抽血后遗症、摘除有缺陷的阴茎假体后遗症、特发性海绵体纤维化）；阴茎海绵体白膜薄弱（阴茎假体移除后、柱状动脉瘤切除后、特发性白膜薄弱）；阴茎组织丧失（继发于缺血、感染、损伤、阴茎部分或全部切除后）；阴茎嵌顿包茎，淋巴瘤、皮炎，癌症及变性手术；阴囊积液；尿道损伤，骨盆骨折。

（2）**泌尿生殖器疾病** 泌尿生殖器慢性炎症继发阳痿者较为常见，如睾丸炎、附睾炎、尿道炎、膀胱炎、前列腺炎等，其中以慢性前列腺炎出现阳痿者最为多见；泌尿生殖系统手术及某些损伤等，如前列腺增生、前列腺切除术及尿道断裂、阴茎、睾丸损伤等均可引起阳痿；慢性肾功能衰竭患者因睾丸萎缩及睾酮下降，常发生阳痿。

（3）**内分泌疾病** 阳痿因内分泌疾病引起者很多，如高泌乳素血症，肥胖生殖无能症，颅咽管瘤，肢端肥大症，糖尿病，垂体瘤或垂体功能低下，甲状腺及肾上腺功能低下，克氏征，性腺功能低下，白血病，恶性贫血及何杰金氏病等。主要见于糖尿病、下丘脑－垂体异常及原发性性腺功能不全。据国外报道有 23% ～ 60% 的男性糖尿病患者继发不同程度的阳痿，其发生机理主要与阴茎海绵体上的自主神经纤维病变、阴茎血管狭窄、内分泌异常及精神因素等有关。

（4）**神经精神疾病** 中风后遗症，颅脑损伤，脑瘫，重症肌无力，晚期梅毒，脊髓损伤，截瘫，多发性硬化症，腰椎间盘突出症，慢性酒精中毒等均可导致阳痿。智力不全、精神分裂症、神经官能症、抑郁症、癫痫等也可发生阳痿，帕金森氏病、颞叶病变或损伤、大脑瘫痪、头颅损伤、重症肌无力、脊髓和中枢部位肿瘤、脊髓损伤合并截瘫（睾丸血管去神经作用）、多发性硬化症、脊髓痨、脊柱裂、亚急性联合性退化、侧索硬化致肌萎缩、交感神经节切除术、腹膜后淋巴结清扫术、周围神经炎等也可引起阳痿。

（5）**心血管疾病和药物影响** 其也可导致阳痿的发生，如甲基多巴、利血平、氢氯噻嗪、甲氰咪呱、胃复安、三环类抗抑郁药及激素制剂（雌激素，黄体酮）均有此作用。

2 器质性阳痿表现有何特点？

器质性阳痿为阴茎任何时候都不能勃起，甚至在器质性病变去除以后阳痿依然存在。除此之外，还有以下特点：①逐渐起病，进展缓慢，但越来越重。②不分时间、地点，不论是性交还是自慰，阴茎均不能勃起。③常为一种疾病，如血液病、糖尿病、心血管病等的并发症，病情随着原发病的好转或恶化而发生相应的变化。④性欲减退甚至消失，或性欲要求虽然完整、强烈，睡梦中也有阴茎勃起现象，但性交困难。

3 动脉性阳痿有何治疗方法？

动脉性阳痿患者的典型临床特点是阴茎勃起启动困难或者无法勃起。其治疗措施包括药物、手术、真空负压装置治疗等。

（1）**药物治疗** PDE5 抑制剂如西地那非（万艾可）、他达拉非（希爱力）、伐地那非等，对轻、中度阳痿有效。对于有禁忌证或无效的患者，可采用下面的其他治疗。

（2）**阴茎海绵体药物注射（ICI）治疗** 对于轻度的动脉性勃起功能障碍，口服 PDE5 药物无效的情况下，可以尝试 ICI 治疗。

（3）**真空负压装置疗法** 负压吸引装置具有创伤性小，并发症少，使用不受限制和可接受等优点。主要缺点是可引起阴茎表皮温度降低，并可导致阴茎缺氧，少数患者有阴茎疼痛、射精困难、射精痛、皮肤瘀斑、阴茎紫绀及个别人有阴茎皮肤擦伤等。

（4）**阴茎动脉重建术** 阴茎动脉重建术适用于先天性、骨盆或阴部外伤性动脉供血不足的年轻患者。对于外伤后导致动脉性阳痿的年轻患者，阴茎血管重建术的远期治愈率为 60% ~ 70%。常见的阴茎动脉重建手术方式包括腹壁下动脉与阴茎背动脉吻合、腹壁下动脉与海绵体动脉吻合及阴茎背深静脉动脉化手术等。但伴有血管危险因素如严重糖尿病、高脂血症、重度吸烟或其他弥漫性海绵体病变，不适应做血管重建术。同时应当排除年龄大于 60 岁的患者、不能戒烟者及高血压、陈旧性心肌梗死、既往有心脏或大血管手术者。

（5）**阴茎假体植入术**　作为治疗勃起功能障碍的三线标准方法。

 静脉性阳痿的原因是什么？如何诊断？

男性静脉性阳痿的原因至今医学界尚未有确切的解释。目前有很多医学家对静脉性阳痿的原因做出了一些推断，这对静脉性阳痿的治疗提供了很多有利的帮助。

（1）在阴茎海绵体内存在或生成了直径过于粗大或数量过多的静脉血管，过多的静脉可能是先天就有的，可能造成原发性阳痿。还有些是后天才有的，造成了继发性阳痿。静脉内瓣膜先天或后天性相对关闭不全、静脉内含瘢痕、静脉弹性随年龄增长而减退均可造成静脉性阳痿。

（2）白膜发生退行性变而变得稀疏和软弱无力，导致对导静脉和白膜下静脉的压迫力量不足，这可能是衰老、硬结症或许多不明原因造成的。白膜还可以存在先天性或获得性漏隙。例如，老年男子阴茎海绵体白膜中神经递质受体发生异常改变，使弹性纤维功能紊乱，可造成勃起不坚，成为静脉漏的原因之一。

（3）海绵体平滑肌的直接损伤，如萎缩或纤维化可以阻止血窦的充分扩张和对小静脉的压迫。这些依从性的丧失可能是糖尿病或动脉硬化等患者中常见的损伤、萎缩或退行性变造成的。海绵体组织还可以发生胶原纤维的增加而使弹力减弱。

（4）神经递质的不充分的或不适当的释放，从而导致血窦不能很好松弛，也使静脉阻断失败。其原因可能是心因性的或神经性的，也可能是抽烟过度吸入太多的尼古丁，使肾上腺素能神经活动增强而刺激 α 受体并使血管张力增大。

（5）无论是先天性的或后天性的阴茎海绵体与尿道海绵体之间的静脉交通支都可以引起阳痿。后天性的可能是外伤所致，也可能是治疗异常勃起时穿刺造成的。

以上的几种静脉性阳痿原因都是科学家经过大量的推断而来，这为未来治疗静脉性阳痿提供了帮助。希望那些静脉性阳痿患者都能早日康复。

医生通过下列检查可明确诊断：①彩色双功能多普勒超声；海绵体内注射（ICI）血管活性药物并行彩色双功能多普勒超声（CDDU）是诊断血管性勃起功能障碍的可信度高、侵袭性小且重复性好的阴茎血流检查。②阴茎海绵体造影：对海绵体注射血管活性药物试验提示静脉泄漏的患者，可通过阴茎海绵体造影进一步明确静脉泄漏的部位和程度。③动态药物－海绵体造影（PCMG）：药物－海绵体造影仍然是诊断阴茎静脉瘘的"金标准"。

5 静脉性阳痿有什么治疗措施？

（1）一线治疗　为治疗该类型阳痿患者的首选方案，主要包括两类：① PDE5 抑制剂：此类药物在市面上主要有西地那非、伐地那非、他达拉非等，可为患者带来更多的选择。静脉性阳痿患者可首先选择 PDE5 抑制剂治疗，86% 血管性阳痿患者在使用西地那非后症状明显改善。伐地那非、他达拉非的有效率与西地那非相似。②睾酮治疗：睾酮是勃起的必要因素，睾酮缺乏会导致静脉漏。对性腺机能低下以及血浆睾酮降低的中、重度阳痿患者，动态海绵体灌注测压和海绵体造影显示不同程度的静脉漏。常规 PDE5 抑制剂治疗无效。可采用十一酸睾酮肌肉注射治疗。

（2）**二线治疗**　如阴茎海绵体内药物注射（ICI）治疗；真空负压装置（VCD）治疗。真空负压装置对静脉瘘勃起功能障碍治疗的有效率约为 70%。

（3）**三线治疗**　血管静脉手术治疗和阴茎假体植入术。血管静脉手术治疗适应证应具备以下几点：①性刺激后可有短暂的勃起；②口服 PDE5 抑制剂、阴茎海绵体内注射药物和真空负压装置治疗后仍不能获得和保持勃起；③超声检查和动脉造影显示阴茎供血动脉良好；④动态阴茎海绵体造影显示静脉关闭机制不完善（但不能是广泛的）；⑤静脉漏定位准确；⑥无糖尿病及动脉硬化等全身性疾病；⑦年龄小于 60 岁。而对于严重的糖尿病和动脉硬化重度吸烟者，白膜薄弱、海绵体病变、神经传导递质功能失调而引起的海绵体松弛功能障碍是手术禁忌证。

6　得了神经性阳痿怎么办？

神经性阳痿可由许多病因所致。其治疗首先是针对原发病因治疗，只有治愈或有效控制原发病，性功能才可能得到恢复。

（1）**积极治疗原发病**　对马尾粘连所致阳痿进行马尾松解术治疗，手术后性功能恢复正常，有正常的性生活。对脊髓肿瘤、脊髓结核、腰椎间盘突出症等压迫神经的患者，通过手术治疗，可改善其症状，恢复神经功能和性功能。糖尿病患者控制血糖等。

（2）**药物治疗**　① PDE5 抑制剂，如西地那非、伐地那非、他达拉非等药；②育亨宾，疗程 3 个月。③中医药辨证论治。

（3）**阴茎海绵体注射疗法（ICI）**　是治疗神经性阳痿最有效的方法之一。

（4）**针灸治疗**　对周围神经性阳痿，采用特殊的针刺和灸法，会有较好的疗效。①电针治疗：电针作用于有关穴位，使中枢神经系统和周围神经系统得到广泛的反应，尤其对周围神经系统损害引起的阳痿疗效较好。治疗选穴：肾俞、命门、志室、曲骨、三阴交、上髎。方法：针刺曲骨穴"得气"后针体通电刺激，其余穴位可用皮肤接触性电刺激，电流强度采用中度电流刺激，每晚1次，每次15分钟，10天为1个疗程，有些患者在刺激中出现阴茎勃起；②梅花针：穴位：腰部、骶部、尾部、下腹部、腹股沟、关元、三阴交、带脉区、小腿内侧和胸椎5～12两侧，腰部、骶部、髂嵴部、耻骨联合上缘、足三里、内关、心俞、脾俞、带脉区。一般采用轻度或中度刺激，对胸腰椎两侧有局部压痛则采用较重的刺激；③穴位注射：选用中极、关元、命门、八髎穴位等。每周2～3次，10次为1个疗程。

（5）阴茎假体的植入　对采用各种治疗方法疗效并不理想的患者，可选择阴茎假体的植入。

 内分泌性阳痿患者如何应对内分泌失调？

内分泌性阳痿是指由于内分泌因素所致阴茎持续不能达到和／或维持足够的勃起以完成满意的性交。据统计，因内分泌因素所致阳痿的发生率为5%～35%。内分泌紊乱导致阳痿的治疗重点，在于调整内分泌激素水平，可根据病因和病情的不同采取相应的措施。内分泌性阳痿通过激素调节治疗，往往可收到较好疗效，中医药治疗具有较好的优势。

（1）性腺机能低下的治疗　①雄激素治疗：性腺机能减退的阳痿患者，口服睾丸酮，常用口服制剂如十一酸睾酮。若长期治疗，可采用长效睾酮制剂。常用的针剂有庚酸睾酮、十一酸睾酮等。②促性腺激素治疗：对于继发性性腺机能减退患者，病变部位在下丘脑或垂体，可以采用促性腺激素治疗，可促使睾丸增大，提高性欲和改善勃起功能。如绒毛膜促性腺激素（HCG）。

（2）**高泌乳素血症的治疗**　男性高泌乳素血症患者如果没有出现性欲减退、溢乳、多毛、不育或阳痿等临床症状，则没有治疗的特殊指征，只需要密切观察随访，只有在出现性腺机能低下或有中枢侵犯症状时才需要治疗；对垂体 PRL 瘤、下丘脑占位性病变及垂体分泌其他激素的肿瘤患者多采用手术治疗，不能手术切除的垂体微腺瘤以及术后泌乳素下降不显著者可用药物控制。多巴胺激动剂溴隐亭是治疗高泌乳素血症的首选用药。

（3）**其他内分泌性阳痿的治疗**　治疗糖尿病合并阳痿最好的办法是，首先控制血糖，血糖对血管的刺激减少了，糖尿病导致的阳痿就会改善。甲状腺功能异常所致阳痿的治疗，首先治疗原发病，即可能恢复性功能。若肾上腺失调所致睾丸功能减退引起的阳痿，可用皮质激素治疗，恢复 LH 脉冲性释放。对尿毒症患者，口服锌治疗可以改善这类患者的性欲、提高血睾酮水平、降低 LH 及 FSH 水平。肾移植治疗后，多数患者的性功能改善。

8 除针对原发病治疗以外，内分泌性阳痿的治疗还有哪些？

尽管通过对原发病症的治疗，如使用药物或手术治疗等可以使多数患者恢复正常的内分泌激素水平，起到对阳痿的改善作用，但对那些较长时间的严重阳痿者，还需进行性咨询和性治疗，并按照性功能障碍治疗的策略进行性治疗，某些患者可以使用治疗阳痿的专科药物。另外，性行为指导和性心理治疗也十分有效。主要包括以下几类治疗方式。

（1）**磷酸二酯酶 5 型（PDE5）抑制剂**　常用药物包括西地那非、伐地那非和他达拉非。

（2）**其他治疗方法**　阴茎海绵体内血管活性药物注射（ICI）、尿道内给药、真空负压吸引装置、阴茎血管重建，阴茎假体根据病情需要而选用。

（3）**中药治疗** 内分泌性阳痿与中医的脾肾关系最密切，肾与神经、内分泌等又有密切关系。补肾中药具有类雄激素样和双向调节作用，有助于调节下丘脑－垂体－睾丸性腺轴。中医临床上常分为三型治疗：①肾精不足。证候：阴茎勃起不坚，逐渐加重，伴有腰膝酸软，面色白，怕冷，疲惫乏力，或小便清长，舌淡、边有齿痕，脉细无力或迟。临床上多采用填补肾精、益气养阴的治法。②脾肾两虚。证候：阴茎勃起不坚，逐渐加重，伴有腰膝酸软，纳差（食欲缺乏），疲惫乏力，或小便清长，舌淡，边有齿痕，脉细无力。治法为补肾健脾益气。③痰湿阻络。证候：阴茎勃起无力，甚至不能勃起，形体肥胖，胸胁满闷，痰多易咯，脘腹痞满，时作嗳恶，或喜食肥甘，肢体倦怠，神疲思睡，大便时溏。舌淡胖，苔白滑，脉滑。治法：燥湿化痰，行气通络。

9 器质性阳痿患者日常生活需要注意哪些？

对器质性阳痿患者进行日常护理，是十分必要且有效的一种辅助治疗方式。主要包括以下方面。

（1）**纠正和改变引起原发疾病的危害因素** 如糖尿病患者注意控制饮食；高血压患者少食盐，避免情绪激动；肥胖患者控制体重等。

（2）**积极治疗原发病** 如糖尿病引起的阳痿要控制血糖，高血脂者要降脂治疗，高血压患者控制血压，雄激素不足者要补充睾酮等。

（3）**生活规律** 注意生活调摄，起居有常，不妄劳作，劳逸结合；保证充足的睡眠；饮食要有节，注意营养均衡，低糖、低脂、低盐，适量摄入蛋白质、高纤维、高维生素的食物；多吃新鲜蔬菜、水果；忌烟酒和少食辛辣食物及烧烤食物。

（4）**解除精神负担** 器质性阳痿患者多有心理压力，因此要积极消除心理因素。及时缓解性功能减退的压力，学会自我调整和放松，保持心情舒畅、精神愉快，避免情绪紧张，树立战胜疾病的信心。

（5）**加强锻炼，提高抗病能力**　体育锻炼不仅有助于原发病的治疗，还对阳痿的康复有帮助，应当积极从事体育锻炼，增强体质，可以选择游泳、步行、跑步、打羽毛球、溜冰、做健身操等。

（6）**妻子应给予精神上的支持和帮助**　患病之后，妻子应谅解、劝慰、鼓励丈夫，给予心理上的安慰，积极配合治疗，切勿冷言嘲讽，夫妻间加强交流，帮助丈夫消除心理压力，使患者消除思想顾虑，有利于康复。

（7）**不可随便使用补药**　尤其是壮阳补肾制品，如果使用不当，将使病情更加严重。有部分患者雄激素降低后自行服用睾丸酮，以期"重振雄风"。殊不知睾丸酮往往只会使性欲增强，而性交能力提高不明显，这样反而使心理上愈发焦虑，导致"心有余而力不足"。另外，如不查明病因，长期服用睾丸酮，还会导致更严重的后果，比如有可能造成永久性无精子症，可引起男性乳房发育、动脉粥样硬化、冠状动脉血栓形成，甚至会导致前列腺癌。

10　器质性阳痿患者在饮食上如何把控？

器质性阳痿可借助一些食疗的方法进行辅助治疗，下面介绍一些对器质性阳痿有用的食疗方法。

（1）**川断杜仲煲猪尾**　能补肾气而兴阳道，用于肾虚阳痿。

（2）**韭菜炒虾米**　用于命门火衰阳痿。

（3）**白胡椒煲猪肚**　适用于脾胃虚弱的阳痿。

（4）**虾米煨羊肉**　有温肾壮阳之功。适用于平素怕冷体质的阳痿。

（5）**香附米炖猪尾**　有行气解郁，振奋阳道的作用。适用于情志因素造成的阳痿。

（6）**龙眼山药粥**　用于心脾两亏的阳痿。

（7）**猪腰煲杜仲**　猪腰子1个，杜仲15～30克，放入沙锅内加水，煲汤服食。隔日 1 次。能补养肝肾、坚筋强骨。用于肝肾不足、精气亏虚之阳痿、遗精等。

（8）**枸杞羊肉粥** 枸杞叶 250 克，羊肾 1 个，羊肉 100 克，大米 100 ～ 150 克，葱白少量，食盐少许。将新鲜羊肾剖洗干净，去内膜，切细。把羊肉洗净切碎，枸杞煎汁去渣，同羊肾、羊肉、葱白、大米一起煮粥。待粥成后加入细盐少许，稍煮即可。每日 1 ～ 2 次，温热服。滋肾阳，补肾气，壮元阳。适用于肾虚劳损、阳气衰败所致阳痿、腰脊疼痛、头晕耳鸣、听力减退、尿频或遗尿等。

（9）**车韭粥** 炒车前子 12 克，韭菜籽 6 克，苡仁 30 克，核桃仁 3 克，粳米 100 克。韭菜籽炒黄，同炒车前子共煎取汁，去渣，加入核桃仁、苡仁、粳米煮粥，分早晚 2 次服食，连服 15 天为 1 疗程。

（10）**羊枸汤** 羊肉 150 克，枸杞 20 克，山药 12 克，肉苁蓉 10 克，韭菜籽 15 克，葱白 10 克。同煮熟，吃肉喝汤，每晚 1 次。

11 哪些有效方可用于器质性阳痿？

临床上有许多用之有效的中成药及验方，现介绍如下。

（1）复方玄驹胶囊 由玄驹、淫羊藿、枸杞子、蛇床子组成。具有温肾、壮阳、益精作用。用于肾阳虚型阳痿。

（2）龟龄集 本品为人参、鹿茸、海马、枸杞子、丁香、穿山甲、雀脑、牛膝、锁阳、熟地黄、补骨脂、菟丝子、杜仲、石燕、肉苁蓉、甘草、天冬、淫羊藿、大青盐、砂仁等药味。针对肾阳亏虚的阳痿患者效果佳。

（3）苁蓉益肾颗粒 五味子（酒制）、肉苁蓉（酒制）、菟丝子（酒炒）、茯苓、车前子（盐制）、巴戟天（制）。补肾填精。用于肾气不足型阳痿。

（4）肉苁蓉 20 克，每日代茶饮用，有补肾提神之功。

（5）韭子粉 10 克，淫羊藿 15 克，水煎服，每日 1 剂。益肾壮阳。

（6）蜈蚣焙干，研末，每次 0.5 克，每日 2 次空腹用黄酒送服，20 天 1 个疗程。搜肝活络，益肾壮阳。

（7）鹿茸粉 0.5 克，置胶囊内，匀 3 次吞服。温肾兴阳，益精填髓。

（8）马钱子丸　制马钱子，麻黄，枸杞子，菟丝子，覆盆子，五味子，车前子。共研细末，每日 2 次，每次 10 粒，10 天 1 疗程。

（9）肉苁蓉 0.9 克，五味子 0.9 克，菟丝子 0.9 克，蛇床子 0.9 克，远志 1.2 克。捣筛为散，每日空腹酒下 0.3 克。

（10）蜈蚣丝瓜子散　蜈蚣 1 条，丝瓜子 30 个，甘草 15 克，醋适量。将蜈蚣焙干，丝瓜子炒香，合甘草共研为细末。分 2 次服完，淡醋汤送服，早晚各 1 次，7 天为 1 个疗程。主治阳痿不举。

（11）地肤子、阳起石 50 克各等分，研末，每日 3 次，每次 6～9 克。酒调服。水煎服，日服 1 剂。温肾兴阳。

（12）雄蚕蛾，文火烘干，研磨，每晚服用 3 克。

（13）大蜈蚣 2 条（研末分吞），地龙 10 克，海参 10 克（研末冲服），蚕蛹 15 克，柴胡 10 克，香附 10 克，王不留行 10 克，白芍 20 克，当归 15 克。水煎服，日 1 剂。早晚各服 1 次。此方主治心情不畅、抑郁不舒、肝失疏泄之阳痿。

12 中医药有哪些外治方法可治疗阳痿？

（1）**贴敷**　①贴脐膏：取阳起石、蛇床子、香附、韭菜子各 3 克，土狗（去翅足火煅）7 个，大枫子（去壳）、麝香、硫黄各 1.5 克，共研细末，炼蜜为丸如指顶大。同房前 1 小时以 1～2 丸贴脐上，外盖纱布，胶布固定，房事毕去药。用于肾阳虚型勃起障碍。②小茴香、炮姜、龙骨、五倍子各 5 克，研细末调匀，用少许乳汁（也可用蜂蜜或雄鸡血替代）调敷于肚脐，外用纱布覆盖，并用胶布贴紧，一般 5～7 天后去除敷料。本方具有温补壮阳、固精止遗之功效。③白蒺藜30克，细辛30克，生硫黄30克，吴茱萸15克，穿山甲10克，制马前子10克，冰片5克。上药共研细末，装瓶备用。每用3克津调敷脐，并敷曲骨穴，胶布固定，2日1换，上用暖水袋熨之。④狗鞭、枸杞子用70%乙醇约500毫升，浸泡80天，密封备用（简称狗杞液）。将方药碾细，用80目筛选后，以枸杞液调匀药物如泥，将脐部洗净擦干，用药泥填满脐部（神阙穴），上盖麝香壮骨膏加以固定。48小时后去掉药泥，以免局部充血、水肿，或膏药引起皮炎。用于治疗老年阳痿。

（2）**熏洗疗法** 淫羊藿、蛇床子、韭菜子各30克，葫芦巴、肉桂、丁香各15克。水煎后先熏后浸泡阴囊及阴茎，每晚睡前1次。

（3）**直肠给药疗法** 雄起壮阳栓：淫羊藿12克，丹参12克，黑蚂蚁9克，九香虫6克，制蜈蚣6克，罂粟壳9克。以上为1日剂量。将淫羊藿、丹参、罂粟壳三味经醇提取醇提液，并将药渣与黑蚂蚁、九香虫、蜈蚣加水煎煮过滤取滤液；再将二液混匀挥发，浓缩，加入赋形剂喷雾取干粉后，再入基质制成一枚栓子。每晚1粒，睡前纳入直肠内，连用3月为1疗程。治疗糖尿病阳痿。

（4）**外涂擦疗法** 采用自制兴阳酊外搽阴茎，药物组成为蛇床子、露蜂房、细辛、地龙、肉桂等中药，按1∶2比例用95%乙醇浸泡3个月，浸泡液备用。治疗方法为每晚以药液10毫升反复外搽阴茎并揉搓10～20分钟，并鼓励同时进行有效的性幻想，如欲性生活则于性生活前半小时进行。

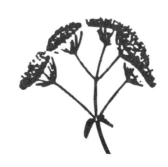

第六章

阳痿合并早泄的治疗措施

引言

　　阳痿又有早泄，这样的男人更是雪上加霜，苦不堪言，心理压力可想而知。他们最想问的是：这两种病是不是一回事，有什么办法解决吗？

　　可以明确的是，阳痿和早泄是两种不同的病。阳痿指阴茎不能勃起，或勃起不坚，而不能进行性交；早泄则是性交时阴茎能勃起，但因过早射精，以致影响正常性交。但两者也有一定关系，早泄的进一步发展，可出现阳痿。临床上不少阳痿患者，在发病初期多有早泄现象。可以认为阳痿、早泄因精神因素引起者，是同一类障碍的两个过程和两种形式。

　　临床上早泄患者同时合并有阳痿的相当常见。一方面早泄不及时治疗，进一步发展可以导致阳痿；另一方面阳痿又常伴见早泄。也就是说阳痿患者，在性机能减低，尚能维持性交时，常伴见早泄，不能正常完成性交。

　　对患者来说，阳痿同时合并有早泄，面临双

重困扰，痛苦不堪。因此，男性朋友对阳痿合并早泄一定要有所了解，才能做到早发现、早治疗。

治疗阳痿合并早泄时，先要弄清发病原因，了解阳痿早泄两者的轻重缓急，以便于有步骤、有顺序地治疗。对早泄合并阳痿患者而言，改善其勃起功能不仅是各种早泄治疗措施得以实施的前提，也可以直接改善患者控制射精的能力。就是说治疗阳痿也就等于治疗早泄。通过治疗阳痿，增强阴茎硬度，早泄也会随之改善。治疗后，阳痿程度越轻，早泄的改善就越有成效。美国泌尿学会《早泄药物治疗指导原则》中指出，对同时患有阳痿和早泄的患者应先治疗阳痿。

1 阳痿合并早泄者如何进行心理行为疗法？

（1）**认知疗法** 是通过改变患者对性活动的不良认知，从而达到逐步克服阳痿及早泄的一种治疗方法。要克服内疚感和失败预感。内疚感是阳痿、早泄患者一种常见的感觉。多数患有阳痿、早泄的男子，对每次性活动可能结局产生的预感，与性行为紧张、担心或者害怕失败密切相关，假如夫妻生活一次失败接着一次失败，夫妻最后便形成思维定势，好像自己无论做出什么努力终归会失败，如此便形成了一个恶性循环，导致阳痿、早泄的持续存在。要恢复性功能，就应矫正这些不良认知，知道阳痿、早泄既是患者自己的事，更是夫妻共同的事情，大可不必为此负疚，夫妻双方用爱树立起治愈的信心和决心。

（2）**行为疗法**　即通过正确的性行为来消除阳痿、早泄产生的性行为焦虑，从而根治阳痿、早泄的一种治疗方法。性行为疗法主要是实施肌肉松弛技术和系统脱敏技术，即在医生的指导下，阳痿、早泄患者运用意念的能力使自己全身进入放松状态，肌肉完全松弛下来，心理也变得平静、冷却，把恐惧和焦虑完全压制。只有经过脱敏，精神处于松弛状态，才能引起正确的性认识、性观念，为消除阳痿提供基础和前提。

（3）**性感集中疗法**　此法要求夫妻双方不要把注意力集中在性器官上，而是集中在夫妻双方的亲昵感上。性感集中疗法首先要求伴侣进行非生殖器性感集中训练，夫妻可以练习互相触摸某些部位，但不接触乳房和生殖器官，把注意力集中于柔软的皮肤和身体的线条上，进行非语言交流和引起性感官的知觉，继而激起性欲。通过互相抚摸，达到性感集中，这是提高身体感受力、唤起自然的性反应的方法，一般训练1～3周为宜。然后进行生殖器官性感集中训练阶段。妻子可以抚摸丈夫的生殖器官，然后停止，让勃起消退，再使之勃起，如此反复。同时还应鼓励患者集中精神取悦妻子，以此渐渐分散患者对自己生殖器官表现的注意力。男人勃起反应最强的时间是早晨醒来后，伴侣此时进行抚摸，对治疗阳痿常常能获得较好的效果。这对老年夫妻、身患糖尿病及多发性硬化症等引起的阳痿男子也是很有用的。如果夫妻用2～3周的时间进行生殖器官性感集中训练，而又没有出现勃起或只有较弱的勃起，还可以采取与性幻想相结合的办法进行，提高男子的性感受能力，而且这种方法能够很好地防止注意力分散。

② 阳痿合并早泄的心理疗法有什么注意事项？

（1）**自信**　男性首先应坚信自己的性功能是健康正常的，偶尔发生的阳痿早泄就如同得了伤风感冒一样，很快就会痊愈，不必为此耿耿于怀。而且不仅男性自己要自信，女方更应帮助其建立这种自信。

（2）**放松** 性交是夫妻之间感情交流与满足的一种方式。在性生活中不要将注意力集中在能否产生阳痿早泄的念头上，要放宽心去体会妻子的温情。

（3）**暗示** 与妻子做爱时，可以暗示自己：我一定能正常勃起，一定能控制自己射精的时间。强化这个意念，默默地自我暗示，会收到良好的效果。

（4）**谅解** 女方要以关爱的态度去安慰丈夫，不要责备、挖苦和奚落，否则会使情况更严重。

（5）**配合** 女方应耐心主动地配合男方，热情温柔的肉体接触、宽容鼓励的态度以及必要的爱抚等，都有助于男方性功能的正常发挥。

（6）**环境** 选择最佳的时间和环境，如假日清晨醒后，或下半夜无任何环境干扰时，这些环境条件能使男方更加放松。

3 阳痿合并早泄的药物治疗有哪些？

除了心理治疗，还可选用药物治疗。使用药物治疗最好是在正规医院医生的指导下进行，否则不能保证哪一种药物能使患者过上"性"福生活。

PDE5 抑制剂对射精潜伏时间无延长作用，但对合并有阳痿的早泄患者，不仅可改善其勃起功能，还可直接改善控制射精的能力。可选择性磷酸二酯酶抑制剂（"伟哥"药物）这类药物有西地那非、他达拉非、艾力达等可选用。需要注意的是，任何药物的使用均应考虑其副作用，应用时要尽量规范用药，以减小副作用的影响。有临床报告，伐地那非治疗脊髓损伤性阳痿安全、有效，证实了伐地那非能提高勃起及射精功能。

盐酸达泊西汀（必利劲，是一种选择性 5-羟色胺再吸收抑制剂），早泄可能是大脑性欲中心反应性过高所致，导致男性过早地射精。而大脑性欲中心存在 5- 羟色胺和多巴胺之类的化学物质，它们能传导强烈的射精冲动，而盐酸达泊西汀能干扰上述化学物质，达到延迟射精时间的目的。房事前 3 小时口服，每次 1 粒，可不定日服用。空腹服用（尤其避免与高脂食物同服）效果更佳，使用前勿喝茶。请注意该药是在具有性刺激状态下使用效果才显著。其副作用主要是轻度头痛、恶心，不过这些副作用都是暂时的，很快会消失。高血压、心脏病患者可服用。

中医辨证论治，采用疏肝活血、调理气血、养心镇惊、清热解毒、补肾固精等治法，不仅可针对阳痿早泄症状，还可改善、缓解伴随症状，提高身体素质。

 勃起功能改善后，针对早泄的治疗措施有哪些？

在勃起功能改善后，早泄的症状不一定得到彻底治愈，对此许多患者一定感同身受，并对之后该如何进行身心调整及配合治疗感到疑惑。笔者认为，了解以下知识可以帮助患者进一步改善早泄症状。

（1）消除焦虑　良好的性行为需处于轻松、安宁、温馨的感情氛围中，这样夫妻才能纵情享受性爱带来的美好体验。夫妻双方一往情深，女方乐意配合治疗，往往事半功倍。夫妻双方应一起参与治疗，交流彼此对性生活的感受与要求，建立双方亲密和谐的关系，解除思想中的各种疑虑、紧张和忧愁，树立信心，重建正常的射精反应是可能的。

（2）行为疗法　患者应注意体验性高潮前的感觉，在尚未到不能控制之前，降低或停止阴茎抽动，使性感减退后重新活动。另外改变性交体位也可使射精时间延长。具体方法包括增加射精的次数、改变性交体位、外生殖器冷敷法、避孕套法、中断排尿法（又称耻骨肌训练法）、阴囊牵拉法、挤捏技术等。此外，在应用这些方法的同时，应避免不良刺激，生活规律化，注意劳逸结合，保证充足的睡眠，均有利于早泄的康复。

（3）**药物治疗**　目前研究较多的有抗抑郁剂类、α－肾上腺素能受体阻滞剂类、局部麻醉乳剂。抗抑郁类药物主要有曲唑酮、氟西汀、舍曲林、帕罗西汀等。

（4）**中医治疗**　对早泄的治疗，当根据不同病机，采取"虚则补之，实则泻之"的治疗原则。属于湿热者重在清利，慎用补涩，中病即止，不可过剂，以防伤正。阴虚火旺者，既要滋阴，又要清虚火。肾气虚损者，当温补肾气，佐以固涩。心肾不交者，当以养心安神，补益肾气，交通心肾。肝气郁结者，当治以疏肝理气解郁。总以调理精关，使精关开合有度，精泄得控。惊恐伤肾者，当以安神定志益气。瘀血内停者，治以活血化瘀固精。

⑤ 阳痿合并早泄的患者日常护理有哪些特殊需求？

（1）阳痿早泄的治疗是夫妻双方的事，妻子的参与十分重要。对阳痿早泄的心理治疗要取得患者妻子的配合，因为女方的误解或者埋怨，会使男方的紧张、焦虑感上升，加重心理负担。女方应持体谅、关怀的态度，给予言语及行为安慰，缓解男方的紧张心理，帮助其树立治愈信心。

（2）以平常心对待。性生活不仅仅是性交，还包括双方语言的交流、爱抚、亲吻、拥抱等非性交的情感交流，过分注意勃起功能就会失去性生活的自然性和乐趣；出现功能障碍是常见的，不意味着治愈无望，不应为此产生埋怨、焦虑与不满情绪。

（3）阳痿早泄患者多有挫败感，平时需要多对自己进行积极的心理暗示，增强自信心；注意劳逸结合及心理素质的培养，尽量做到心境平和豁达；除了注意休息、调节工作节奏，心理上也要放松，不过分强调性生活中偶尔的失败。性生活时放一些舒缓的音乐，可能会有帮助。

（4）加强运动锻炼。运动提高身体素质，释放压力，改善心境，尤其可以避免心血管疾病及阳痿。运动可使血管保持畅通，当体内血液无法畅通时，阴茎勃起状态上的反应更为明显。

6 阳痿伴早泄可选择哪些食疗方法？

（1）**麻雀蛋双子汤**　麻雀蛋 10 个，用水煮熟，剥去皮。菟丝子、枸杞子各 15 克。加水煎上两味药约 30 分钟，下雀蛋再煮 10 分钟。饮汤吃蛋，连吃多次，有滋补肝肾的作用。用于肝肾两虚之阳痿、早泄。

（2）**牛尾汤**　牛尾 500 克，小火慢煨。功效：牛尾，性味甘、平；入脾、肾经；功能：益气血，强筋骨，补肾，适宜于肾虚患者，如男子阳痿早泄、女子月经不调、性欲减退、腰膝酸痛等症。

（3）**人参鹿肉汤**　鹿肉 250 克，人参 30 克。功效：填精补肾，大补元阳。适用于体虚羸瘦、面色萎黄、四肢厥冷、腰膝酸痛、阳痿、早泄等。宜忌凡属身体壮实或阴虚火旺者，在炎热的夏季不宜服用。

（4）**青虾炒韭菜**　青虾 250 克，韭菜 100 克。虾洗净，韭菜洗净切段。先以素油炒青虾，烹黄酒、酱油、姜丝等调料，再加韭菜煸炒，嫩熟即可。

（5）**怀山圆肉炖甲鱼**　怀山药 20 克，桂圆肉 15～20 克，甲鱼 1 只。先用滚水烫鱼，再切开洗净，掏去内脏，然后将甲鱼肉、甲鱼壳、怀山药、桂圆肉一起放入炖盅内，加水适量，隔水炖熟服用。吃肉喝汤，每星期炖 1 次。治疗阳痿、早泄。

（6）**泥鳅炖豆腐**　泥鳅 500 克，豆腐 250 克。泥鳅去鳃肠内脏，洗净放大锅中，加食盐少许及适量水、料酒，清炖至五成熟，加入豆腐，再炖至鱼熟烂即可，吃鱼和豆腐，并饮汤。

（7）**羊肉枸杞汤**　羊肉（瘦）1000 克，枸杞 100 克。功效：温阳壮腰，补肾强筋。适用于肾阳不足所致阳痿、腰膝酸软、筋骨无力等症。

（8）**枸杞叶粥** 枸杞叶 90 克，糯米 100 克。具有补中益精、增强性能力的作用。

（9）**五味子茶** 五味子 15 克开水泡服。功效：养心安神，补助金肾涩精。用治心肾气虚、早泄、遗精、遗尿、失眠、健忘、心悸。此外，还可用于自汗、盗汗、胃酸缺乏、烦渴等。

（10）**淫羊藿羊肉汤** 肉苁蓉 15 克，麦冬 12 克，太子参 30 克，山药 15 克，淫羊藿 20 克，巴戟天 20 克，枸杞子 10 克，莲子 5 粒，羊肉片 300 克，干姜 3 片。制法及服法：将上述药材（除羊肉外）共入砂锅，加水适量，先煎煮并取药液，然后加入羊肉片，煮至汤滚肉熟，酌加调味品即可。每周食用 2 次。适用于肾虚阳痿早泄，举而不坚，遗精尿频，腰酸腿软，四肢发凉，易疲劳等。故感冒发烧、口舌生疮、皮肤干痒、大便秘结者不宜服。

7 阳痿合并早泄患者如何进行按摩疗法？

按摩疗法大多是局部按摩。治疗阳痿一般于早晨醒来或夜晚临睡前由患者本人坐位或半卧位时进行，手法柔和，操作方便，通过局部按摩可促进血液循环，改善局部营养状况，调节局部性神经反射功能，从而促进阴茎勃起功能的改善，进而通过整体调节而达到治疗阳痿早泄的目的。

（1）**下腹部摩擦** 临睡前，将一只手放在脐下耻骨上小腹部位；另一只手放在腰上，然后一面按住腰，一面用手在下腹部由右向左慢慢摩擦，以自觉腹部温热感为度。

（2）**捻动精索** 以双手拇指、食指、中指对称捻动阴茎根部、阴囊上方之精索，其用力以出现轻度酸胀或舒适感为度。

（3）**腹股沟按摩** 临睡前，将两手放于两侧腹股沟处（大腿根部）。以掌沿斜方向轻轻按摩 36 次，可每周按摩数次。对增强性欲、提高精力有一定作用。

（4）**摩揉睾丸**　将双手揉热，先用右手握住两睾丸，使右侧睾丸位于手掌心，左侧睾丸位于拇指、食指及中指罗纹面上，然后轻轻揉动，向右转 30 ～ 50 次，再向左轻轻揉按。亦可用摩法操作，即先用一手拉紧阴囊，固定外肾，用另一手掌心处置于睾丸上，而后轻轻摩擦，以睾丸微热为度。此法又名"兜囊外肾"法，为历代中医养生家所推崇。

（5）**牵拉阴茎及阴囊**　用右手或左手把阴茎及阴囊一同握于掌心，轻轻向下牵拉 150 ～ 200 次，其拉力以阴茎及睾丸有微酸胀或小腹两侧有轻度牵拉感为准。

（6）**摩擦双耳**　晨起时，用指尖或罗纹面在双侧对耳轮体等耳部轻轻环形摩擦，或点压揉按，以局部微胀痛有热感为度。此法具有调和阴阳、疏通气血、健肾固精之效，为历代养生家所倡导。

（7）**按摩涌泉**　以左手按摩右足心涌泉穴 100 次，以右手按摩左足心涌泉穴 100 次，若每晚热水足浴后按摩疗效更为理想。

（8）**摩击肾府**　双手掌放于同侧腰部，从上向下往返摩擦，约 2 分钟，以深部微热为度，或双手握拳，用双手背平面交替击打腰部，力度适中，每侧击打 100 次左右为宜。腰为肾之府，摩击肾府，又名"擦精门"，具健肾壮腰益精、疏通经络的作用。

8　阳痿合并早泄的治疗措施还有哪些？

（1）**缩肛运动**　缩肛运动是肛提肌在阴部神经支配下对阴部进行直接和间接的自体机械按摩，可缓解盆底肌肉痉挛，改善局部的血液循环，增强组织代谢，促使药至病所，促进炎症的吸收、消散和腺管通畅，有利于病变组织炎性分泌物的引流和排空。对整个生殖系统都大有益处：①缩肛运动时，受同源神经支配的尿道外括约肌、会阴深横肌收缩和舒张可对后尿道起到"唧筒样"的抽吸作用，从而缓解后尿道高压。②肛提肌整体收缩的上提作用可按摩局部。③缩肛运动锻炼可提高性生活时的自控能力。缩肛运动，方法简单，容易掌握，不受时间、场地限制，治疗方便，无痛苦。

（2）**电离通络，穴位治疗** 运用仪器在相关穴位进行电流脉冲刺激等物理治疗，可调节大脑皮质功能，兴奋脊髓性中枢活动，扩张动静脉血管，调节整体功能。用电针时可用透穴法，透穴刺法具有取穴少、针感强、疗效好、无不良反应等特点，能够加强表里经及邻近经脉的沟通，促进经络气血运行，达到治愈疾病的目的。如百会透前神聪、后神聪透百会、络却透通天，通过以上穴位透刺可以调节一身之阳气，阴静阳动，调阳以促动，故能对抑郁、焦虑等神经心理障碍有很好疗效。神经心理障碍的治疗对于阳痿早泄患者的康复具有重要作用。

（3）**中药熏洗** 中药熏洗疗法历史悠久，其明确的疗效得到历代医家的肯定。现代医学研究认为，中药熏洗疗法通过中药蒸汽的药力和热力有机地结合在一起，促进皮肤和患处对药物的吸收，使病变局部温度升高、血管扩张、血流速度加快，促进血液和淋巴液的循环，加强局部的新陈代谢和体内废物的排泄，有利于组织间液的回流吸收，增强白细胞的吞噬能力，调节神经体液，增强机体的抗病能力，从而促进相关的炎症吸收，缓解盆底肌肉痉挛，软化增生组织，消除相关器官的病理状态，达到消除局部炎症、改善排尿困难、缓解疼痛、增加性功能的作用。药方多用乳香、没药、桃仁、红花、当归活血破瘀止痛；川楝子、延胡索舒肝行气止痛；甘草缓急止痛；杜仲、菟丝子滋补肝肾；黄芪补气扶正，诸药合用以达补脾益肾、疏肝理气、活血祛瘀止痛之效。除解除不良状态外，药方中加入相关中药，可用于各种性功能障碍治疗。

（4）**敷脐疗法** 取小茴香、丁香、台乌药、炮姜等中药适量，共研细末，加食盐少许，以少许人乳或蜂蜜、鸡血调和，敷于肚脐，外用胶布贴紧固定，5～7天后弃去。可以根据病情对中药做相关调整，如早泄可用固涩类方剂桑螵蛸散加减。

（5）**药酊外搽**　可取细辛、丁香各 10 克，75% 酒精 100 毫升浸泡 3 天，每次房事前用棉签蘸药酊外搽阴茎头处，2 ～ 3 分钟后再行房事。该方有表面麻醉作用，可降低龟头敏感度，从而有效地治疗早泄。

（6）**足部反射区按摩治疗**　足部反射区按摩，取肾、输尿管、膀胱、前列腺、生殖器反射区。操作手法：一手握脚，另一手半握脚，食指弯曲，以食指第一指间关节顶点施力，采用揉、按、点、推法。先轻后重，逐渐加大力度，以患者能够耐受为度。每个反射区在滑动性按压时都应有酸痛感觉，结束手法应轻柔。操作程序：洗净双足，受试者采用半坐立位，双足平放于按摩凳上。施术者先在施术部位涂上按摩膏，然后依次用揉、按、点、推、揉的手法，按肾→输尿管→膀胱→前列腺→生殖器反射区的顺序进行操作，每种手法操作 3 分钟，先左足、后右足，每侧 15 分钟，共 30 分钟。隔日 1 次，连续 15 次为 1 个疗程，1 个疗程后观察结果。其实足疗属于按摩的一部分，其原理也符合中医的整体观，通过相关穴位的刺激，调整整个系统或整个机体。

（7）**负压吸引结合中药浸泡**　采用 MCR- Ⅱ 型男子负压理疗仪，并于阴茎套筒内置约 40℃ 100 毫升中药煎剂（丁香、细辛、川椒、五倍子、肉桂）浸浴阴茎，负压强度依患者的承受程度在 0.01 ～ 0.03kPa 之间，每次治疗时间为 20 毫升，连续 4 周为 1 个疗程。方中细辛、丁香、花椒温肾助阳，走窜通络，乃男科性功能障碍的治疗要药；肉桂引火归元，纳气归肾；五倍子收敛固涩，涩精止泄。诸药合用，共奏温肾助阳、引火归元、涩精止泄之功。应用负压吸引的同时，利用负压套筒内的中药对阴茎龟头进行浸泡，同时对勃起功能和射精潜伏期进行治疗。说明负压吸引结合中药浸泡能有效改善患者的勃起功能。

第七章
阳痿病友的抗病小札

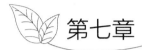

引言

经过前面的学习了解，相信读者朋友已对"阳痿"有了较全面的认识。但不论怎么讲，这些都是理论知识，而医学是一门实践科学，只有从实践中才能得到真正的发展。在此，笔者精心准备了几个治疗阳痿的典型案例，以使读者在实践中体会本病的治疗过程。

案例 1 **心理性阳痿：错误的性经历让我深感焦虑和恐惧**

我今年 28 岁，是一名军人，性格内向，却很好强，追求完美。我与妻子是自由恋爱，情投意合，很快步入婚姻殿堂。但是，新婚之夜，洞房花烛，我望着娇羞美丽的妻子，忽然感到紧张不安，心跳加速，呼吸困难，全身出冷汗，下肢痿软无力，竟然无法与妻子行房。我怎么这般无能，让一直好胜的我无法接受。好在妻子善解人意，说我是因为操办婚事太累了，休息一下就好了。接下来的几天里，我忧心忡忡，不断向妻子求欢，以验证自己的雄壮，但越心急越无济于事，而且每当关键时刻，看见妻子年轻的胴体却令我浑身颤抖，头昏脑涨，气喘，心悸。几次失败令我对夫妻房事产生羞耻、畏惧心理，开始害怕与妻子亲昵，陷入了性交恐惧的恶性循环。之后的 3 年，我以各种的借口不回家，躲避与妻子的亲近。妻子大为不满，催促我检查治疗，否则要与我离婚。我深爱着我的妻子，为了保住婚姻，我走进了一家正规大医院的男科门诊。那里的医生很专业，听了我的病史陈述，又问了问我既往有没有什么疾病和平时有什么不舒服，平时有无晨间、夜间勃起及勃起硬度如何（我是军人，经常训练，身体健壮，一年一体检，无任何疾病，时有晨间及夜间勃起，且硬度非常好）。医生针对我的情况以及在性生活时面对爱人裸体会浑身颤抖等经历，判断我得的是心理性阳痿，需要找到心理症结所在才能从根本上治疗，比如因缺乏性知识错误地认识性交而导致对性生活的恐惧，再比如早期有不良性经历，撞见父母性生活而遭到批评等。听了医生的话，我有所触动，迟疑后我鼓起勇气说出了压在心底的秘密（16 岁那年，年少无知冲动的我曾去偷看女澡堂而被人发现，虽然没有被告诉父母，但从那之后，我一直背负着羞耻、内疚、罪恶感、怨恨度日）。医生听完之后，很平静地向我解释青春期性意识如何萌发，并告诉我，青少年难免会因为对女性的好奇做出一些错事，只要改正，这是可以理解的，令我心中的包袱瞬间冰释了。之后，为了给我增强信心，医生给我开了一周解郁安神的中药和 PDE5 抑制剂，说保证药到病除。结果我痊愈了，开始了全新的美好婚姻生活，真心地谢谢这位知识渊博的专业男科医生。

（编者评语）

本案例中的患者是由于年轻时错误的性经历和强烈的道德伦理感引起的心理冲突而导致焦虑恐惧，进一步影响到阴茎勃起。有学者研究认为，食欲、恐惧、攻击及性欲在脑内共用一个神经通路——边缘系统，而性欲在这四个当中是最弱的，神经通路一旦被其他三者占据，性欲就很难表达，这也为中国的古话"饱暖思淫欲"提供了理论支持。所以说，心理性阳痿必须先打开心结，药物才能更好地发挥药效，但药物也是很重要的，能给患者增强信心和正强化，才能使患者真正地痊愈。

案例 2　心理性阳痿："自慰早泄阳痿三部曲"

我今年 30 岁，在一家私营企业上班，认识了一个女孩，因为性格很投缘，和她的关系急剧升温，就和她行了房事，结果性交不到 2 分钟我就射精了，当时觉得自己脸都在发烫，很是难为情。不过女友在一旁安慰我说：可能是第一次的缘故吧，难免会紧张的。自己心里有点不安，但没有引起重视。在接下来的一段时间内居然出现了同样的情况，双方都不爽。女友虽然很不愉快，但也没说什么，但我觉得自己真不像男人，那几个月过得纠结、压抑，很痛苦，甚至后来还出现了勃起不坚，完全不能插入的情况。这让我想起在大学期间，因为偶然的机会迷上了黄色书刊及影像制品，于是就有了自慰的习惯，起初还有一定的自制力，一个星期自慰 2 次左右，后来便逐渐频繁，甚至有时天天都想，时常两天 1 次，于是经常感到精神欠佳，腰膝酸软，乏力，有时还有尿频、尿不尽的症状，注意力不集中。我想我可能是因为长期自慰，导致早泄，又引发阳痿，这个后悔啊，更加担心是不是肾亏，以后不能过性生活了。虽然觉得不好意思、羞涩、尴尬，但为了今后的"性"福生活，我还是鼓足勇气，去医院找专家救救我。最初，去的是私人医院，他们让我做了许多检查，说我是自慰导致了前列腺炎，前列腺炎又导致了早泄和阳痿，就开始给我治疗前列腺炎，让我吃了许多药（记不清了），输了许多不知什么的液体，还天天做各种理疗。花了不少钱，可是，病情却没有好转，我感觉被骗了。此时，近半年时间已经过去，我以为治不好了，心情糟糕至极，可以说死的想法都有。后来，经亲朋好友的介绍我来到了某中医院男科。这里的医生很专业，也很负责任，详细问了我的病史和症状，给我开了几项基本检查，还讲解了为什么要做这几项检查，而且也没花多少钱。结果出来后，医生一看说没多大问题，说是功能性的，是因为我对性知识、性生活、性交技巧、自慰、早泄及阳痿不了解而产生内心恐惧造成的，接着给我详细介绍了相关知识，我豁然开朗，心里的大石头放下了，觉得自己的病好了一大半。然后，为了给我增强信心，还开了一周健脾补肾疏肝的中药和PDE5抑制剂，结果药才吃了两天，我就英雄神武了。亲爱的病友们，从我的治病历程来看，我感悟到得病了一定要趁早到正规专业的医院看。

（编者评语）

本例患者是因为缺少性教育，对性反应及性交产生错误认知而导致焦虑恐惧，进而出现了早泄、心理性阳痿。正常频率的自慰对身体是有益而无害的；过度的自慰是可以导致肾虚症状的，可出现两个极端的表现——早泄和不射精。但不要担心，经过控制自慰的频率和中西药物调理是可以康复的。有病应趁早到正规医院诊治，不要自己吓自己，以免加重病情。

案例 3 器质性阳痿：身后的大老虎——糖尿病

我曾是一个"痿男人"，又是一个比较幸运的人。这要从两年前说起，当我满42岁时，由于工作努力，升为部门经理。之后，应酬增多，工作压力也比以前大了，加班成了家常便饭，经常熬夜。从那时候起，我慢慢感觉到性生活一点一点地力不从心，性欲也有所减退，当时未太在意，心想可能是工作累的原因，又不好意思去医院，以为是肾虚造成的，去药店买了几百元的补肾药来吃，结果不但没有好转，早晨"小弟弟"也没有勃起了，偶尔性生活时，也不争气，不能像以前那样雄起起气昂昂地，大多数情况都是疲软无力，以失败告终，还出现疲乏、腰酸、尿频的情况。为此老婆很有意见，我自己也很郁闷，心情压抑，担心从此就无"性"福可言了。这时，正好单位组织体检，结果吓我一跳，发现血糖明显增高，医生让我去看专科。这时，我才意识到身体出了大问题，必须去医院找医生治疗。先去糖尿病专科，医生看了我的检查报告，又做了一些检查，确认为糖尿病，开了降血糖的药，最后建议我去泌尿男科就诊。在老婆的陪伴下，我去某三甲医院就诊检查，医生仔细询问了我的病情，让我填了一张勃起功能障碍评分表，结果只有14分，还做了前列腺液检查（正常），医生告诉我没有前列腺炎，而是患有阳痿，糖尿病是起病的重要原因，属于器质性阳痿。考虑我人到中年，还给我做了性激素水平的检查（都正常），医生最后分析，确认我是中度阳痿，与我一起商讨了治疗方案，按内科要求，积极治疗糖尿病，阳痿方面采用中西医药结合治疗的方案。开了一些中药回家熬着吃，同时配合西药PDE5抑制剂，并交代了一些注意事项。回去吃了几天的药，感觉身体比较轻松，精神也有好转，口渴的症状也明显减轻，但晨勃依然不好。于是我想尝试一下PDE5抑制剂，试着服了一粒，半小时后，在老婆的刺激下，阴茎真的勃起了，那种久违的感觉让人很兴奋，只觉得脸有点儿发热和鼻子有点儿堵，其他没有什么不适，我一下找到了久违的感觉，仿佛自己又回到了20多岁的时候，双方都很满意，后来又用了两次，都比较满意，自信心也提高了，那晚我睡得很香。现在还在继续用中药治疗，只是不服用西药了。医生说糖尿病是终生用药，不能停药，要我坚持治疗，定期检查，注意不可贪吃，建议我做有氧运动，比如散步、快走、慢跳、游泳等。

　　很幸运的是通过正规的治疗，现在我的血糖已控制在正常范围，性生活总体满意。非常感谢精心为我治疗的大夫，祝他们身体健康、生活愉快、万事如意。

（编者评语）

　　该患者人到中年，为多事之秋，身体的机能开始走下坡路，又面临工作生活的各种压力，身体容易出现问题。阳痿常常是某些疾病如糖尿病、高血压、冠心病等的早期症状，糖尿病是一种以多饮、多尿、多食和体重减少的所谓"三多一少"为主要症状的内分泌疾病，但有些患者的临床症状不明显，常常在健康体检时才发现，因此有人称之为"无声的杀手"。糖尿病与阳痿关系密切，糖尿病可引起阳痿，而阳痿也常常为糖尿病的早期"警报"。糖尿病患者的不能勃起大多为逐渐产生的，因病情或身体情况而变化。糖尿病患者常有明显的血管病变，当血管病变累及阴茎海绵体的小血管时，血管硬化，阴茎的血液供应受到影响，造成勃起功能障碍。另外，出现了阳痿，不要自己乱买药吃，很可能耽误病情并导致其他不良后果。

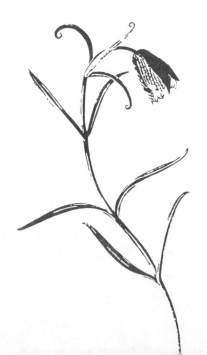

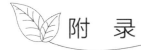

中国中医科学院西苑医院
男科阳痿专题门诊介绍

中国中医科学院西苑医院男科是中国中西医结合学会男科专业委员会阳痿中西医结合诊治共识制定组长单位，是以提高患者安全、疗效为宗旨，应用中医、中西医结合治疗阳痿有明显优势和特点的科室，在国内外有一定影响。为方便患者个体化诊治，每周设有勃起功能障碍专病门诊。目前科室拥有高级职称医师 4 名，主治医师 2 名。其中博士生导师 1 名，硕士生导师 1 名。年门诊量 4 万余人次。该科注重以人为本，人性化服务，尊重患者的隐私。

该科临床上根据中医辨证论治理论，将阳痿分为肾虚血瘀型、肝气郁结型、脾虚湿盛型，并结合美国阴茎硬度测试仪（Rigiscan）、勃起功能障碍国际指数（IIEF-5）等国际量表、多普勒阴茎血流检查等现代男科检查方法，为男性勃起功能障碍患者提供先进的诊断手段，辨证与辨病相结合，并结合心理咨询、药物、物理等方法综合治疗。传统的中药治疗勃起功能障碍以补肾为主，该科在此基础上，从整体出发制订治疗方案——调节整体，突出局部，治疗目标从局部到整体。阳痿虽然是身体的局部症状，但西苑医院男科结合中医学整体观念，认为性功能与精气神密切相关，精是阳事勃起的物质基础，气是阳事勃起的动力，神是阳事勃起的启动因素，强调本病是身体整体失调的局部表现。据临床大量观察，发现阳痿患者多伴有眼圈发黑、面色少华晦暗、精神不振。诸症均是精亏、气虚、神乏的表现，确定以补肾填精法贯彻始终，同时肝肾同治，调理心神。郭军教授以临床应用 20 余年经验的补肾活血汤、柴归调肝汤、参白健脾汤等治疗勃起功能障碍，治以强调补肾、活血、疏肝、调神，在强身健体的同时促进性功能的康复。

西苑医院男科总结的阳痿基本预防调护措施如下。

（1）夫妻间应加强性操作技术的交流，消除因单调、呆板的性交方式所带来的厌倦情绪，以防止因缺乏性知识而导致的性行为失败，尤其对新婚夫妻更为重要。

（2）加强夫妻间的情感交流，感情融洽，消除潜在的心理应激源，改善夫妻性生活关系，协调性生活。在性功能障碍的治疗中，妻子起着重要的辅助治疗作用，应主动参与治疗，不要做旁观者。妻子的温柔、体贴、劝慰，可减轻丈夫的"性操作焦虑"，增强其自信心。

（3）为性活动选择适当的时机，避开情绪不佳、疲倦、身体不适等时间。

（4）注意改善不利于性生活的环境条件，减轻精神、心理上的压力。

（5）纠正以往形成的错误观点和习惯，应该认识到，性生活并非简单的性交。性活动是一种自然的生理心理过程，是一种生活乐趣，而不是一种责任、负担，排除其不必要的思想顾虑，使其适应性功能的自然性。

（6）学会"移情易性"，增强自我调节能力，将精神注意力从疾病上转向其他方面，积极参与有益于身心健康的活动，如读书、散步、旅游等。

参考文献

[1] 郭军，王瑞．男性性功能障碍的诊断与治疗（第3版）．北京：人民军医出版社．2012.

[2] 郭军，常德贵．中西医结合男科治疗学．北京：人民军医出版社．2003.

[3] 张敏建，郭军．中西医结合男科学．北京：科学出版社，2011.

[4] 郭军，李相如，陈宏星．男科病治疗调养全书．北京：化学工业出版社·生物医药出版分社，2010.

[5] Maio G，Saraeb S，Marchiori A．Physical activity and PDE5 inhibitors in the treatment of erectile dysfunction：results of a randomized controlled study．J Sex Med 2010 Jun；7（6）：2201-8.

[6] 郭军，王福．EUA《早泄诊治指南（2009年版）》解读．中华男科学杂志，2010，16（1）：89-92.

[7] 郭军，王福．日本《ED诊治指南（2008版）》解读．中国性科学，2011，20（4）：9-13.

[8] 郭军，张春影，王瑞．龟龄集胶囊治疗勃起功能障碍的疗效观察［J］．中国性科学，2010，19（11）：14-16.

[9] 郭军．首诊治疗成功后他达拉非每日给药一次治疗勃起功能障碍疗效的可靠性［J］．中华男科学杂志，2010，16（2）：189.

[10] 耿强，郭军，王吉，王福．欧洲泌尿外科学会勃起功能障碍诊疗指南（2011年版）简介．中华男科学杂志，2012，26（2）：57-60.

[11] 郭军，耿强，王福，等．翘芍止泄合剂治疗原发性早泄的临床疗效观察［I］．中国中医基础医学杂志，2011，17（7）：779-780.

[12] Bannowsky A，Schulze H，van der Horst C，et al. Recovery of erectile function after nerve-sparingradical prostatectomy：improvement with nightly low-dose sildenafil. BJU Int 2008 May；101（10）：1279-83.

[13] 赵家有，王福，张强，等．郭军治疗阳痿思路和经验［I］．中国中医基础医学杂志，2013，19（1）：111-112.